Petra Silberbauer

30 Meditationen zum Eintauchen in die Welt der Farben, Formen und Körper

Meditiere zu deren Bedeutung und zur Entspannung von Körper, Geist und Seele

Bibliographische Information der Deutschen Nationalbibliothek
Die Deutsche Nationalbibliothek verzeichnet diese Publikation in der deutschen Nationalbibliographie; detaillierte bibliographische Daten sind im Internet über http://dnb.d-nb.de abrufbar.

Layout und Satz des Buches: Angelina Schulze

Korrekturlesen: Sonja Esser und Michaela Galarus

Umschlaggestaltung: Angelina Schulze

Coverbilder, Bilder und Bildcollagen:
© Светлана Губенко - Adobe Stock (Coverbild)
© Tartila - Adobe Stock (Rahmen)

Verlag:
Angelina Schulze Verlag
Am Mühlenkamp 15, 38268 Lengede
verlag@angelina-schulze.com
https://angelina-schulze-verlag.de

1. Auflage Februar 2022

ISBN: 978-3-96738-182-5

Inhaltsverzeichnis

Einleitung

In diesem Buch habe ich mich mit Farben, Formen und geometrischen Körpern beschäftigt. Tauchen Sie mit mir in die Welt der Farben und Formen ein. Seien sie neugierig, welche Bedeutungen dahinterstecken könnten. Vielleicht ist auch Ihre Lieblingsfarbe dabei? Ferner lade ich Sie ein Stück weit zur Spiritualität ein. Es sind Ideensammlungen und Betrachtungen von meiner Seite aus. Ein Kann und Kein Muss.

Sie können gerne Ihre eigenen Formulierungen einbringen. Ist ein Wort für Sie nicht stimmig, dann lassen Sie Ihre eigene Kreativität in meine Geschichten einfließen. So wird es Ihre eigene Meditation. Es können ähnliche Formulierungen und Ähnlichkeiten zu anderen Geschichten vorkommen.

Alle Angaben wurden mit bestem Wissen erstellt und von mir geschrieben. Als Autorin weise ich darauf hin, dass alle Meditationen frei erfunden sind. Ähnlichkeiten mit Erlebnissen, Personen und Vorkommnissen sind nicht gewollt.
Entdecken Sie sich neu.

Lassen Sie sich treiben und füllen Sie ihren Akku wieder auf.
Bleiben Sie achtsam gegenüber sich selbst und seien Sie achtsam zu anderen Menschen.
Dieses Buch ist kein Garant für Entspannung. Sollten Sie Unwohlsein verspüren oder andere Probleme auftauchen, brechen Sie bitte rechtzeitig ab.

Und nun wünsche ich Ihnen interessante Meditationsreisen zu Farben, Formen und Körper.

Lassen Sie sich inspirieren und vielleicht entdecken Sie sich wieder neu.

Bleiben Sie entspannt und positiv.

Farben

Meditation zur Farbe Weiß

Mache es Dir in der Rückenlage bequem.

Lege Dich so hin, dass es Dir gut und immer besser geht.

Lass Deine Beine locker auseinanderfallen oder wenn Du sie

aufgestellt hast, locker zueinander fallen.

Bei Bedarf lege Dir eine Rolle unter Deine Knie.

Lass Deinen Atem geschehen, wie er es selbst will.

Atme tief ein und aus.

Lege nun Deine Hände oberhalb des Bauchnabels auf den Bauch.

Gerne dürfen sich dabei Deine Fingerspitzen berühren.

Spüre die angenehme Wärme Deiner Hände auf dem Bauch.

Komme auf Deinem Platz an.

Schließe gerne Deine Augen, wenn dies nicht schon längst geschehen ist.

Spüre, wie sich das Gefühl der Entspannung immer mehr in Dir und in Deinem Körper ausbreitet.

Ein angenehmes Gefühl.

Du fühlst Dich wohl.

Ich lade Dich nun zu einer kleinen Meditationsreise ein.

Ich würde mich freuen, wenn Du mich begleitest.

Stelle Dir nun die Farbe Weiß vor.

Mit jeder Einatmung nimmst Du die Farbe Weiß in Deinem Körper auf.

Die Farbe verteilt sich in jede einzelne Zelle Deines Körpers.

Die Farbe verteilt sich um Deine Aura.

Es ist, als ob Du ganz in Weiß erstrahlst.

Wie fühlt sich das an?

Weiß ist die Farbe der Unschuld, Reinheit und Jungfräulichkeit.

Für ihre Hochzeit wählt die Braut meistens die Farbe Weiß für das Brautkleid.

Zur Taufe trägt der Täufling ein weißes Taufkleid.

Der Papst, als Oberhaupt der Kirche, trägt die Farbe Weiß.

Weiß drückt auch das Gefühl der Freude aus.

Weiß steht auch für Frieden und Offenheit.

In den Geschichtsbüchern findest Du Erzählungen darüber, dass eine weiße Fahne gehisst wurde, um sich zu ergeben oder um ein klärendes Gespräch zu suchen. Wieder friedvoll miteinander umzugehen und in Frieden auseinanderzugehen.

Die Farbe Weiß steht auch für Sauberkeit und Hygiene. Viele Ärzte tragen daher einen weißen Kittel. In diesem Zusammenhang fällt auch das Wort steril.

Trägt jemand ein weißes Hemd oder eine weiße Bluse wirkt die Person selbstbewusst, ordentlich und entschlossen auf sein Gegenüber. Es kann sich positiv auf ein Gespräch auswirken.

Wenn Du Dich im Straßenverkehr umschaust, entdeckst Du viele weiße Autos.

Die Farbe Weiß wirkt auf Menschen eher beruhigend.

Ein Zuviel der Farbe dagegen, kann Kälte oder Kühle erzeugen.

Diesen Effekt spüren wir an heißen Sommertagen. Da tragen wir gerne weiße Kleidung. Sie wirkt kühlend auf der Haut.

Weiß ist die Summe aller Farben des Lichts.

Es symbolisiert Licht, Glaube, das Gute, Sauberkeit, Wahrheit, Klugheit, das Neue, und vieles mehr.

Stelle Dir nun eine schneebedeckte Winterlandschaft vor oder einen schneebedeckten Berggipfel.
Sieht die Landschaft nicht wunderschön aus?

Stelle Dir eine weiße Rose vor. Sieht sie nicht edel aus?
Ihre Dornen, die für Abstand stehen, stören dabei überhaupt nicht.

Wie schön sehen die weißen Wolken am blauen Himmel aus?
Möchte man da nicht gerne mit ihnen auf eine Reise gehen und die Welt von oben entdecken und sehen?
Sich frei fühlen, wie ein Vogel am Himmelszelt?

Vielleicht besitzt Du auch einen weißen Edelstein?
Einen weißen Quarz, Saphir oder Topas.
Welches Gefühl strömt in Deinen Körper, wenn Du ihn in der Hand hältst oder auf Deiner Haut spürst?

Ist die Farbe Weiß Deine Lieblingsfarbe?

Dann könnte es bedeuten, dass Du großen Wert auf Dein Erscheinungsbild legst.

Du hast einen hohen Standard an Sauberkeit und erwartest dies auch von anderen.

Du bist vernünftig und ausgeglichen.

Du bist von vielen Dingen überzeugt und das spiegelt sich in Deiner Wortwahl wider.

Welche inneren Bilder entstehen vor Deinem geistigen Auge, wenn Du an die Farbe Weiß denkst?

Verweile hier für einen Moment.

Ich hole Dich dann wieder zurück.

PAUSE

Spüre noch einmal in das weiße Licht hinein.

Wie fühlt sich Dein Körper jetzt an?

Vergleiche, wie Du Dich zu Beginn der Meditation gefühlt hast.

Beobachte nur und bewerte nicht.

Du hast neue Energie aufgetankt und Deine Aura gestärkt.

Verabschiede Dich nun von dem weißen Licht.

Öffne Deine Augen und bringe wieder Bewegung in Deinen Körper.

Wenn Du so weit bist, komme wieder über Deine Lieblingsseite zum Sitzen zurück.

Vielleicht entdeckst Du etwas Weißes in Deiner Umgebung.

Meditation zur Farbe Gelb

Setze oder lege Dich entspannt hin und schließe Deine Augen.

Dehne und strecke Dich, sodass Du entspannt auf Deinem Platz ankommst.

Atme ein und aus und lass so einen Atemfluss entstehen.

Komme ganz bei Dir an.

Dein Rücken ist gestützt, angelehnt oder liegt am Boden auf.

Du spürst den Schutz, der Dir und Deinem Rücken guttut.

Dein Rücken wird ganz warm.

Es fühlt sich an, als ob jemand seine warme, schützende Hand auf Deinen Rücken aufgelegt hat.

Du fühlst Dich ruhig, gelöst und entspannt.

Ich lade Dich nun zu einer kleinen Meditationsreise ein.

Stelle Dir nun die Farbe Gelb vor.

Mit jeder Einatmung nimmst Du die Farbe Gelb in Deinem Körper auf.

Die Farbe verteilt sich in jede einzelne Zelle Deines Körpers.

Die Farbe verteilt sich um Deine Aura.

Du nimmst Dich als eine gelbe Lichtsäule wahr.

Wie fühlt sich das an?

Die Farbe Gelb nehmen wir optisch als hell und leuchtend wahr.

Spirituell gesehen bedeutet Gelb: das Leuchten, das Strahlen, die Sonne, das Licht oder die Erleuchtung.

Gelb steht auch für Heiterkeit und einen scharfen und wachen Verstand.

Die Farbe Gelb stimuliert den Geist.

Du hast bestimmt schon einmal den Satz gehört:

- „Ein heller Kopf" oder
- „Mir geht ein Licht auf".

Manch einer verbindet mit der Farbe Gelb auch Neid, Egoismus oder auch Geiz.

Bei Ängsten, Mutlosigkeit oder Spannungen wird gerne die Farbe Gelb eingesetzt, um wieder Farbe in das Leben zurückzubringen.

Bleiben wir bei den positiven Affirmationen der Farbe Gelb.

Mit Gelb assoziieren wir gerne die Sonne.

Ist es nicht schön, wenn die Sonne scheint?

Ich weiß nicht, wie es Dir geht, aber wenn die Sonne scheint, strecke ich ihr gerne mein Gesicht entgegen.

Ich genieße die warmen Sonnenstrahlen auf der Haut.

Das zaubert auch meistens ein Lächeln in viele Gesichter.

Vielleicht entsteht gerade ein Lächeln in Deinem Gesicht.

Dann schicke es um die Welt.

Ich bin mir sicher, es kommt wieder zu Dir zurück.

Schicke dieses Lächeln auch in Deinen Körper hinein.

Du wirst sehen, das Lächeln tut Deinem Körper gut.

Mit der Sonne verbinden wir Urlaub und Unbeschwertheit.

Man fühlt sich einfach wohl.

Der Körper braucht dieses Licht, um Vitamin D aufzutanken.

Es hilft, aus der Antriebslosigkeit herauszukommen.

Gelb ist auch die Farbe von Prunk und Reichtum.

Bei Schloss- oder Kirchenbesichtigungen entdecken wir oft die Farbe Gelb.

Im Frühling wachsen gelbe Tulpen und Narzissen und auch die gelben Schlüsselblumen bahnen sich einen Weg aus dem Erdboden. Wir erfreuen uns an diesem Farbtupfer.

Trägst Du vielleicht gerne ein gelbes T-Shirt?

Ist Gelb Deine Lieblingsfarbe?

Dann bist Du eher ein lustiger und unterhaltsamer Mensch.

Du bist kommunikativ und offen und stellst eine strahlende Erscheinung dar.

Welche inneren Bilder entstehen vor Deinem geistigen Auge, wenn Du an die Farbe Gelb denkst?

Verweile hier noch für einen Moment.

Ich hole Dich dann wieder zurück.

PAUSE

Spüre der gelben Farbe noch einmal nach.

Verabschiede Dich nun von der Farbe Gelb und komme wieder im Jetzt und Hier an.

Bringe wieder Bewegung in Deinen Körper und komme über Deine Lieblingsseite zum Sitzen zurück.

Öffne wieder die Augen, wenn dies nicht schon längst geschehen ist.

Vielleicht scheint gerade die Sonne und Du freust Dich auf einen schönen Spaziergang und genießt das helle Licht.

Meditation zur Farbe Orange

Mache es Dir ganz bequem.

Lege Dich oder setze Dich so hin, dass es Dir gut und immer besser geht.

Stelle Dir vor, Du bist warm in eine Decke eingehüllt.

Vielleicht verwendest Du dabei sogar Deine Lieblingsdecke.

Das gibt Dir ein Gefühl von Geborgenheit.

So kannst Du leichter loslassen und Dich immer mehr entspannen.

Dein Atem geht ruhig und gleichmäßig, so wie er es selbst will.

Ich lade Dich nun zu einer kleinen Meditationsreise ein.

Stelle Dir nun die Farbe Orange vor.

Mit jeder Einatmung nimmst Du die Farbe Orange in Deinem Körper auf.

Die Farbe verteilt sich in jede einzelne Zelle Deines Körpers.

Die Farbe verteilt sich um Deine Aura.

Du nimmst Dich als eine orangefarbene Lichtsäule wahr.

Wie fühlst Du Dich?

Orange ist eine Mischfarbe und verbindet die Wärme von Rot mit der Strahlkraft von Gelb.

Diese Farbe symbolisiert somit Licht und Wärme.

Sie steht für Lebensfreude, Neugier und Kreativität.

Im Buddhismus und Hinduismus tragen die Mönche die Farbe Orange. Sie steht für die höchste Stufe der Erleuchtung.

Die Farbe Orange steht auch für das Leben und die Jugend.

Es ist auch die Farbe der Freundschaft.
Stelle Dir Deine Freunde einmal in der Farbe Orange vor.
Welches Gefühl löst das in Dir aus?

Neben Rot ist Orange auch eine Warnfarbe.
Warnwesten sind meist gelb oder orange. Man kann damit gut gesehen werden.
Auch im Straßenverkehr oder bei Unternehmungen wird man mit einer orangen Jacke besser gesehen.
Die Farbe übernimmt so eine wertvolle Schutzfunktion.

Mit Orange verbinden wir auch den Duft und Geschmack von Orangen. Das löst Urlaubserinnerungen in uns aus und die Sehnsucht nach Urlaub in warmen Gefilden.
Die Süße der Früchte ist ein Gaumenschmaus für unsere Sinne.

Ist Orange Deine Lieblingsfarbe?

Dann bist Du vielleicht ein optimistischer, warmherziger, freundlicher und gutmütiger Mensch.

Du bist ein entschlossener Mensch und genießt soziale Kontakte.

Du hilfst gerne anderen Menschen und bist auf der Suche nach neuen Herausforderungen.

Du bist voller Leben.

Welche inneren Bilder erscheinen vor Deinem geistigen Auge, wenn Du an die Farbe Orange denkst?

Verweile hier für einen Moment.

Ich hole Dich dann wieder zurück.

PAUSE

Spüre noch einmal in Deinen Körper hinein.

Spüre noch einmal in die Farbe Orange hinein.

Lass nun die Farbe Orange wieder aus Deinem Körper fließen.

Bringe wieder Bewegung in Deinen Körper.

Dehne und strecke Dich und komme wieder über Deine Lieblingsseite zum Sitzen zurück.

Vielleicht hast Du jetzt Lust auf eine Orange?

Meditation zur Farbe Rot

Mache es Dir ganz bequem.

Finde Deine Position, in der Du gut verweilen kannst.

Liegend, sitzend oder auch angelehnt auf einem Stuhl.

Wenn Du angekommen bist, schließe gerne Deine Augen.

Innere Bilder können so leichter vor Deinem geistigen Auge erscheinen.

Du darfst sie aber auch gerne geöffnet lassen.

Es ist Deine Wohlfühlposition.

Ich lade Dich nun zu einer kleinen Meditation ein.

Lass uns heute die Farbe Rot einmal genauer betrachten.

Stelle Dir vor, mit jeder Einatmung nimmst Du die Farbe Rot in Deinen Körper auf.

Die Farbe Rot verteilt sich in jede einzelne Zelle Deines Körpers.

Die Farbe Rot hüllt Deinen Körper ein und umgibt Dich mit einer roten Aura.

Du nimmst Dich als eine rote Lichtsäule wahr.

Wie fühlst Du Dich?

Rot ist die Farbe der Liebe und des Feuers.

Sie belebt Körper, Geist und Seele.

Rot steht für eine unerschöpfliche Kraft und auch für Sicherheit.

Je nach Intensität kann Rot auch als aggressiv wahrgenommen werden.

Wir bleiben heute bei den positiven Gedanken und Affirmationen.

Rot wirkt belebend und steigert das Selbstwertgefühl.

Rot ist die Farbe der Liebe.

Wenn Du magst, stelle Dir nun ein rotes Herz vor.

Was fühlst und spürst Du?

Welche Bilder entstehen vor Deinem geistigen Auge?

Wird Dir vielleicht warm um Dein Herz und ein Lächeln zaubert sich in Dein Gesicht?

Denkst Du dabei an einen lieben Menschen?

Denkst Du dabei an Deine Freunde?

(Denkst Du dabei an Dein Haustier?)

Bewerte nicht und spüre einfach in Dich hinein.

Werde ein stiller Beobachter.

Spürst Du, wie Du immer mehr entspannen und loslassen kannst?

Stelle Dir nun ein Lagerfeuer oder ein Kaminfeuer vor.

Du hörst das Knistern des Holzes und siehst das Flackern der Flammen.

Du spürst die Wärme des Feuers.

Im Raum stellt sich das Gefühl von Behaglichkeit und Geborgenheit ein.

Ein schönes Gefühl.

Wenn man jetzt eine Katze wäre, würde man zu schnurren beginnen.

Die Farbe Rot steht auch für Warnhinweise, um uns zu schützen.

Eine rote Ampel ist das Zeichen zum Stehenbleiben und zu warten.

Rote Verkehrsschilder vermitteln uns eine Gefahrenstelle.
Hier sollten wir vorsichtig sein und aufpassen.

Ein Schutz für uns, zu unserem und der anderen Wohl.

Ist Rot Deine Lieblingsfarbe?

Dann bist Du vielleicht mutig, zuversichtlich und optimistisch.

Du bist ein aktiver Mensch und stehst gerne im Mittelpunkt.

Durch Deine Aura ziehst Du andere Menschen magisch an.

Du handelst gerne impulsiv und möchtest immer gerne alles auf einmal erledigen.

Welche inneren Bilder tauchen vor Deinem geistigen Auge auf, wenn Du an die Farbe Rot denkst?

Verweile hier für einen Moment.

Ich hole Dich dann wieder zurück.

PAUSE

Spüre noch einmal der Farbe Rot nach.

Spüre noch einmal der Farbe Rot in Deinem Körper nach.

Lass nun mit jeder Ausatmung die Farbe Rot aus Deinem Körper ausströmen.

Du bist ruhig, gelöst und entspannt.

Du fühlst Dich wohl.

Öffne langsam wieder Deine Augen und nimm den Raum um Dich herum wahr.

Bringe wieder eine wohltuende Bewegung in Deinen Körper.

Räkle und strecke Dich, so wie am Morgen, wenn Du aufstehst.

Wenn es Dir guttut, hole beide Beine zu Dir ran und schaukle hin und her oder rolle Dich auf Deine Lieblingsseite.

Wenn Du so weit bist, komme über Deine Lieblingsseite wieder zum Sitzen zurück.

Vielleicht hast Du heute zufällig ein rotes T-Shirt an?

Meditation zur Farbe Blau

Komme in einer für Dich angenehmen Meditationshaltung an.

Eine Position, in der Du gut verweilen kannst.

Schließe gerne Deine Augen, wenn es nicht schon längst geschehen ist.

Zeit für Dich und Zeit für Deinen Körper.

Gehe achtsam mit Dir um.

Beobachte nur und bewerte nicht.

Ich lade Dich auf eine kleine Meditationsreise ein.

Lass uns heute miteinander die Farbe Blau neu entdecken.

Stelle Dir vor, mit jeder Einatmung nimmst Du die Farbe Blau in Deinen Körper auf.

Die Farbe Blau verteilt sich in jede einzelne Zelle Deines Körpers.

Die Aura um Dich herum erstrahlt in einem kräftigen Blau.

Du spürst und fühlst Dich als eine blaue Lichtsäule.

Wie fühlst Du Dich dabei?

Blau symbolisiert Ruhe, Stille und wirkt entspannend.

Die Farbe Blau flößt Vertrauen ein und vermittelt das Gefühl von Sicherheit.

Blau ist auch die Farbe der Ferne, der Weite und der Unendlichkeit.

Menschen, die diese Farbe gerne mögen, streben nach Harmonie und Zufriedenheit.
Das hört sich für mich sehr gut und stimmig an.

Was verbindest Du mit Harmonie und Zufriedenheit?

Was lösen diese Wörter in Deinem Körper und in Dir aus?

Beobachte nur und bewerte nicht.

Nimm einfach wahr.

Stelle Dir nun einen blauen Himmel vor.

Die Sonne scheint und schickt Dir ihre wärmenden Sonnenstrahlen auf die Erde.

Vielleicht liegst Du in Gedanken gerade auf einer Blumenwiese.

Kannst Du Dir dieses Bild vorstellen?

Vielleicht entdeckst Du auf Deiner Wiese eine blaue Kornblume?

Das würde mich für Dich freuen.

Oder Du liegst an einem weißen Sandstrand und der blaue Himmel ist über Dir.

Die Sonnenstrahlen wärmen Deine Haut.

Ein paar Vögel fliegen am Himmelszelt und zwitschern ihre Melodie.

Kommen da nicht Urlaubserinnerungen zu Tage?

Dann genieße es.

Vielleicht möchtest Du Dir auch einen blauen Gebirgssee vorstellen?

Das klare Wasser wird umrundet von einer Berglandschaft.

Deiner Fantasie sind keine Grenzen gesetzt.

Vielleicht hast Du auch einen blauen Edelstein zu Hause?

Einen Saphir? Wie fühlt sich dieser Stein für Dich an?

Ist Blau Deine Lieblingsfarbe?

Dann bist Du vielleicht ein zuverlässiger und vertrauenswürdiger Mensch.

Du bist vorsichtig und zurückhaltend.

Du denkst nach, bevor Du handelst.

Du bist aufrichtig und ehrlich.

Du brauchst Frieden und Harmonie.

Du bevorzugst im Hintergrund zu stehen und dort zu bleiben.

Du bist ein aufrichtiger Freund und sehr sensibel für Stimmungen des anderen oder der anderen.

Entdecke Deine blaue Welt.

Verweile hier noch für einen Moment.

Ich hole Dich dann wieder zurück.

PAUSE

Spüre noch einmal in Deinen Körper hinein.

Lass nun mit jeder Ausatmung, die Farbe Blau aus Deinem Körper herausfließen.

Komme auf Deinem Entspannungsplatz an.

Öffne wieder Deine Augen und bringe Bewegung in Deinen Körper.

Wenn Du so weit bist, komme zum Sitzen zurück.

Lass nun mit Deinem Oberkörper eine Welle entstehen und verbinde die Welle mit Deiner Atmung.

Gerne kannst Du Dir diese Welle in der Farbe Blau vorstellen.

Fühle Dich entspannt und ruhig.

Wenn Du so weit bist, lass die Welle wieder kleiner werden.

Vielleicht freust Du Dich jetzt auf eine Tasse Tee oder Kaffee, die Du aus einer blauen Tasse trinkst.

Oder Du triffst Dich heute noch mit einem guten Freund oder einer guten Freundin.

Meditation zur Farbe Grün

Komme in einer sitzenden oder liegenden Position an.

Lege Deine Arme und Beine in einer für Dich angenehmen Position ab.

Nimm noch ein paar tiefe Atemzüge und spüre, wie Du mit jedem Atemzug ruhiger wirst.

Die Spannung in Deinem Körper nimmt immer mehr ab.

Du lässt es zu, dass der Ballast von Deinen Schultern, mit jeder Ausatmung, abfällt.

Der Abstand Deiner Schultern zu Deinen Ohren wird immer größer.

Vielleicht möchtest Du Dir auch jemanden an Deiner Seite vorstellen, so dass Du Dich geborgener fühlst?

Zeit für Dich und Zeit für Deinen Körper.

Ich lade Dich nun auf eine Farbmeditation ein.

Ich würde mich freuen, wenn Du mich begleitest.

Widmen wir uns heute der Farbe Grün.

Stelle Dir nun vor, dass Du mit jeder Einatmung die Farbe Grün in Dir aufnimmst.

Die Farbe verteilt sich in jede einzelne Zelle Deines Körpers.

Es bildet sich eine grüne Aura um Deinen Körper.

Es fühlt sich wie ein grüner Schutzmantel an und Du siehst Dich als eine grüne Lichtsäule.

Wie fühlst Du Dich dabei?
Grün ist die Farbe der Hoffnung.

Diese Farbe ist natürlich und wirkt beruhigend auf uns.

Mit der Farbe Grün verbinden wir das Leben, die Natur, Zufriedenheit und Glück.

Grün steht für Fruchtbarkeit und Wachstum und spiegelt die Kraft der Natur wider.

Grün macht glücklich.

Daher gibt es ein vierblättriges, grünes Kleeblatt als Glücksbringer.

Stelle Dir nun vor, wir machen einen Spaziergang.

Wir gehen an grünen Wiesen vorbei in ein nahegelegenes Waldstück.

Im Wald entdeckst Du viele verschiedene Bäume und Sträucher.

Wenn Du genau hinsiehst, entdeckst Du die verschiedensten Grüntöne.

Vielleicht möchtest Du auch einen Baum umarmen und die Kraft des Baumes spüren und diese Kraft in Dich aufnehmen.

Wie fühlst Du Dich dabei?

Auf Deinem Weg kommst Du zu einer saftig, grünen Wiese.

Es ist ein warmer Sommertag.

Möchtest Du Dich gerne in das grüne Gras legen?

Vielleicht kitzeln Dich die Grashalme?

Vielleicht kannst Du den Duft des Grases wahrnehmen?

Ist die Natur nicht wunderschön?

Vielleicht hast Du zu Hause einen grünen Edelstein?

Ist es vielleicht ein grüner Smaragd?

Dieser Edelstein steht für die Hoffnung und die Zukunft.

Vielleicht trinkst Du gerne einen grünen Tee?

Vielleicht gibt es grüne Pflanzen in Deinem Zuhause?

Ist Grün Deine Lieblingsfarbe?

Dann bist Du wahrscheinlich ein bodenständiger Mensch mit der Liebe zur Natur.

Du bist freundlich und mitfühlend.

Du hast das Bedürfnis nach Frieden und Ausgeglichenheit.

Welche Bilder verbindest Du mit der Farbe Grün?

Lass Dein grünes Farberlebnis entstehen.

Ich hole Dich dann wieder zurück.

PAUSE

Spüre Deinem Farberlebnis noch einmal nach.

Ich hoffe, Dir geht es gut.

Lass nun mit jeder Ausatmung die Farbe Grün aus Deinem Körper herausströmen.

Du fühlst Dich ruhig, gelöst und entspannt.

Werde Dir wieder Deines Körpers auf der Unterlage bewusst und bringe wieder Bewegung in Deinen Körper.

Wenn es Dir guttut, mache Dich ganz klein oder rolle Dich auf Deine Lieblingsseite.

Wenn Du so weit bist, komme über die Seite zum Sitzen zurück.

Ich wünsche Dir viel Grün in Deinem Leben.

Meditation zur Farbe Violett

Lege oder setze Dich entspannt hin.

Wenn Du möchtest, schließe Deine Augen.

Spüre in Deinen Körper hinein.

Möchtest Du noch gerne etwas verändern?

Dann hast Du jetzt noch die Gelegenheit dazu.

Nimm nun Kontakt zur Mutter Erde auf.

Sie trägt Dich und beschützt Dich.

Du kannst ihr vertrauen.

Du fühlst Dich geborgen.

Du spürst, wie Du immer mehr loslassen kannst.

Spüre nun Deinen Atem.

Er kommt und geht von ganz allein, ohne Dein Zutun.

Ich lade Dich nun auf eine Farbmeditation ein.

Stelle Dir nun vor, Du atmest mit jeder Einatmung die Farbe Violett in Deinen Körper ein.

Die Farbe verteilt sich in jede einzelne Zelle Deines Körpers.

Deine Aura nimmt die Farbe Violett an.

Stelle Dir die Aura, wie einen Schutzmantel vor.

Du nimmst Dich als violette Lichtsäule wahr.

Wie fühlst Du Dich?
Violett ist die Farbe der Macht und Leidenschaft.

Sie steht für Spiritualität, Geist, Mystik und Intelligenz.

Violett stärkt das seelische Gleichgewicht.

Durch die Verschmelzung der Gegensätze von sinnlichem Rot und geistigem Blau steht Violett für Übersinnlichkeit.

Es steht für Umbruchphasen im Leben und physische Kraft.

In der Natur finden wir die Farbe beim Flieder oder bei Krokussen.

Die Farbe wird gerne bei Migräne eingesetzt und hilft gegen Depressionen.

Wenn wir Nahrungsmittel betrachten, fällt uns dazu die Aubergine ein.

Stelle Dir nun vor es ist die Blütezeit des Flieders.

Stelle Dir den Flieder in der Farbe Lila vor und vielleicht kannst Du auch den Duft des Flieders wahrnehmen und in Dir aufnehmen?

Trägst Du gerne Kleidung in der Farbe Lila?

Die liturgische Farbe Violett steht für Stille, Besinnung, Umkehr und Buße.
Sie ist die Farbe der Fastenzeit und der Zeit der Neuausrichtung.

Ist Violett Deine Lieblingsfarbe?

Dann bist Du wahrscheinlich ein mitfühlender, verständnisvoller Mensch, der auch gerne andere unterstützt.

Du bist eher sensibel und lässt den Eindruck entstehen, dass Du eher schüchtern bist.

Du lebst gerne in einer Fantasiewelt.

Was verbindest Du mit der Farbe Violett?

Verweile hier für einen Moment. Ich hole Dich dann wieder zurück.

PAUSE

Spüre noch einmal der Farbe Violett nach.

Mit jeder Ausatmung lass nun die Farbe Violett aus Deinem Körper ausströmen.

Spüre Deinen Körper wieder ganz bewusst.

Lass Deine Atemzüge wieder tiefer und intensiver werden und spüre die neu gewonnene Energie.

Bringe wieder Bewegung in Deinen Körper. Von den Fußspitzen bis zu Deinen Haarspitzen.

Fühle Dich mit neuer Energie aufgetankt.

Wenn Du wieder so weit bist, komme über Deine Lieblingsseite zum Sitzen zurück.

Was möchtest Du jetzt unternehmen?

Meditation zur Farbe Schwarz

Info: Die Farbe Schwarz kann bei Trauer oder Depressionen negativ sein und Unwohlsein verursachen – gehe bitte vorsichtig mit dieser Geschichte um.
Ergänzend habe ich zum Schluss noch ein paar Sätze für Trauer oder Depression dazugeschrieben, wenn es für Dich passen würde. Danke für Deine Achtsamkeit.

Komme im Sitzen oder Liegen auf Deiner Unterlage an.

Finde eine bequeme Position für Deine Arme und Beine.

Lege Deinen Rücken entspannt ab, so dass Du Loslassen und Entspannen kannst.

Pendel Deinen Kopf mittig ein und spüre nach, ob Du Deine Augen heute lieber geöffnet oder geschlossen lassen möchtest.

Höre in Deinen Körper hinein und bewerte nicht.

Lass Deinen Atemfluss geschehen. Dein Atem kommt und geht von ganz allein.

Vielleicht möchtest Du gedanklich an einem anderen Ort sein. Dann stelle Dir diesen Ort gerne vor und gehe in Deiner Vorstellung dort hin.

Ich lade Dich nun zu einer Farbmeditation ein.

Heute ist es die Farbe Schwarz.

Es heißt Schwarz sei keine Farbe, da es die Abwesenheit von Licht ist.

Wir wollen aber die positive Wirkung der Farbe betrachten.

Solltest Du Unwohlsein verspüren, breche bitte rechtzeitig ab.

Ich möchte, dass es Dir gut geht.
Stelle Dir vor, Du atmest die Farbe Schwarz ein.

Die Farbe verteilt sich in jede einzelne Zelle Deines Körpers.

Wie fühlst Du Dich?

Die Farbe Schwarz steht für Eleganz, Seriosität, Wahrheit, Nacht und Glaubwürdigkeit.

Stelle Dir vor, Du trägst einen schwarzen Anzug oder ein schwarzes Kleid.
Das sieht an Dir bestimmt elegant und chic aus.

Es gibt besondere Anlässe, da ist die Kleiderordnung Schwarz und Weiß vorgeschrieben. Vor Corona gab es an Silvester oft Bälle mit dieser Kleiderordnung.

Der Kontrast von Schwarz und Weiß sieht sehr schön aus.

In einem dunklen, eleganten Outfit wird man auch einfach ernster genommen.

In der Nacht ist es dunkel und alles sieht anders aus.
Es wirkt düster.
Aber wenn Du ein Licht anzündest, so wird es wieder heller.

Wenn Du gerne schwarz trägst, kann es sein, dass Du einen starken Willen hast.

Auch dass Du ehrgeizig, seriös und intelligent bist.

Im Business treffen wir des Öfteren auf diese Farbe.

Manche empfinden eine Person, die schwarz trägt, aber eher als unnahbar.

Ist Schwarz Deine Lieblingsfarbe?

Dann gehst Du in der Arbeit vielleicht gerne methodisch vor.

Du möchtest gerne, dass alles so erledigt wird, wie es gewünscht wird.

Du behältst gerne Deine Gefühle bei Dir und Du suchst Schutz vor Negativem.

Welche Bilder tauchen vor Deinem geistigen Auge auf?

Verweile hier für einen Moment.

Ich hole Dich dann wieder zurück.

PAUSE

Lass nun mit jeder Ausatmung die Farbe Schwarz aus Deinem Körper ausströmen.

Spüre wieder in Deinen Körper hinein und denke an Deine Lieblingsfarbe.

Öffne wieder die Augen und nimm den Raum um Dich herum wahr.
Komme wieder im Jetzt und Hier an.

Wenn Du in der Rückenlage bist, bringe Deinen Körper in eine C-Form und räkle Dich auf die eine Seite und danach auf die andere Seite.

Bringe so Länge in Deinen Körper.

Mache Dich danach klein, wie ein Päckchen, oder komme in die Position des Kindes.

Spüre nach.

Wenn Du so weit bist, komme wieder zum Sitzen zurück.

Ergänzung, wenn Du das Thema Trauer oder Depression einbauen und ansprechen möchtest.

Schwarz ist auch die Farbe der **Trauer**.

In manch anderen Ländern wird dazu auch die Farbe Weiß dazu verwendet.

Es ist unser Ausdruck nach außen, von Trauer und Schmerz, wenn wir einen geliebten Menschen verlieren.

In dieser Zeit ist man auch oft orientierungslos.

Man verliert den Halt.

Die Farbe drückt die Ernsthaftigkeit und gleichzeitig die Hilflosigkeit aus.

Man hat die Lebensfreude und die Farbe des Lebens verloren.

Dieses muss erst wieder gelernt werden.

Man darf trauern, man darf weinen.

Man muss lernen, mit diesem Schmerz fertig zu werden.

Dieser geliebte, verlorene Mensch bleibt immer in unserem Herzen und begleitet uns als Schutzengel.

Dieser Mensch möchte, dass Du wieder Freude am Leben findest.

Das wünsche ich Dir von ganzem Herzen.

Nicht nur so dahingeschrieben, sondern aus eigener Erfahrung.

Sehen wir in der Farbe Schwarz das Positive.

In Verbindung mit **Depressionen** kommt auch die Farbe Schwarz oder Grau ins Spiel.

Eine Depression ist ein Zeichen:“ es geht mir nicht gut“, “ich habe Sorgen“, „mir ist einfach alles zu viel“.

Ausgelöst durch Traurigkeit, Schuldgefühle, Schlafstörungen, Appetitlosigkeit, Müdigkeit, Konzentrationsschwierigkeiten oder geringem Selbstwertgefühl.

Es fehlt der Antrieb.

Man fühlt sich erschöpft.

Diese Leute tragen oft die Kleidung in der Farbe Schwarz.

Sie blenden damit die Farbe in ihrem Leben aus.

Wenn Du zu Depressionen neigst, wünsche ich Dir gute Wegbegleiter an Deiner Seite, die für Dich da sind und Dir eine helfende Hand reichen.
Wegbegleiter, die wieder Farbe in Dein Leben bringen und Dir in guten und in schlechten Zeiten zur Seite stehen.
Die Dir helfen, wieder aufzustehen.

Es kann sein, dass es ein holpriger Weg wird. Das gehört dazu. Es gibt keine Garantien im Leben, aber man hat eine Möglichkeit, etwas zu ändern.

Ich wünsche Dir dazu viel Kraft und viele kleine, gute Schritte auf Deinem neuen Weg.

Meditation zur Farbe Silber

Du liegst entspannt auf Deiner Unterlage oder sitzt in einer angenehmen, aufrechten Position.

Wenn Du möchtest, schließe gerne Deine Augen.

Finde zu Deiner inneren Ruhe.

Du schenkst Dir ein paar Minuten der Stille.

Spüre in Dich und in Deinen Körper hinein.

Lass Deinen Atem geschehen.

Er geschieht von ganz allein.

Zeit für Dich und Zeit für Deinen Körper.

Ich lade Dich zu einer kleinen Farbmeditation ein.

Heute betrachten wir die Farbe Silber.

Stelle Dir vor, mit jeder Einatmung atmest Du die Farbe Silber in Deinen Körper ein.

Jede Zelle Deines Körpers füllt sich mit dieser Farbe.

Die Aura Deines Körpers erstrahlt in der Farbe Silber.

Ein silberner Schutzmantel hat sich um Deinen Körper gelegt.

Wie fühlst Du Dich dabei?

Die Farbe Silber symbolisiert Freiheit, Schnelligkeit, Klarheit und Leichtigkeit.

Die Wirkung von Silber ist reinigend und harmonisierend.

Die Farbe steht auch für Höflichkeit, Klugheit, Sicherheit, Pünktlichkeit und Selbständigkeit.

Sie signalisiert eine Zeit der Reflexion und der Richtungsänderung.

Sie hilft bei der Reinigung und Lösung von mentalen, physischen oder emotionalen Problemen und Blockaden.

Sie öffnet neue Wege in die Zukunft.

Sie reflektiert jede Form von abgegebener Energie.

Sie schützt vor äußerer Negativität.

Silber steht auch für Reichtum und Wohlstand.
Dabei fällt einem gleich das Tafelsilber, Münzen oder Silberschmuck ein.
Vielleicht sammelst Du Münzen oder trägst gerne Schmuck?

Silber steht auch in Zusammenhang mit der silbernen Hochzeit nach 25 Ehejahren. Ein wahrhaft festliches Ereignis.

Menschen, mit silberfarbenem Haar, werden Lebenserfahrung und Klugheit zugeordnet.

Bei Wettkämpfen ist Platz zwei der Silberpokal.
Vielleicht hast Du so einen Pokal bei Dir zu Hause stehen?

Silberschmuck trägt sich angenehm auf der Haut.
Vielleicht trägst Du einen silbernen Ring, eine silberne Kette oder silberne Ohrringe?

Ist Silber Deine Lieblingsfarbe?

Dann bist Du vielleicht ein kluger und höflicher Mensch.

Du liebst die Pünktlichkeit, Unauffälligkeit und Seriosität.

Welche inneren Bilder entstehen vor Deinem Auge, wenn Du an die Farbe Silber denkst?

Verweile hier noch für einen Moment. Ich hole Dich dann wieder zurück.

PAUSE

Spüre noch einmal der Farbe Silber nach.

Spüre nach, wie es Deinem Körper geht.

Mit jeder Ausatmung lass nun die Farbe Silber aus Deinem Körper herausströmen.

Spüre Deinen Atem und Deinen Körper.

Nimm Dich ganz bewusst wahr.

Wenn Du so weit bist, bringe wieder Bewegung in Deinen Körper und komme im Hier und Jetzt an.

Öffne wieder Deine Augen, wenn es nicht schon längst geschehen ist.

Vielleicht besitzt Du etwas in der Farbe Silber und siehst die Farbe nun mit anderen Augen.

Meditation zur Farbe Gold

Suche Dir eine Position, in der Du Dich wohlfühlst.

Lege Deine Arme und Beine dazu bequem ab.

Pendel Deinen Kopf mittig ein.

Atme ein paarmal tief ein und aus.

Schließe Deine Augen und komme mit mir auf eine kleine Farbmeditation.

Ich lade Dich ein, mit mir die Farbe Gold zu betrachten.

Stelle Dir vor, mit jeder Einatmung strömt die Farbe Gold in Deinen Körper hinein.

Sie verteilt sich in jede einzelne Zelle Deines Körpers.

Deine Aura erstrahlt in einem goldenen Licht und es fühlt sich wie ein Schutzmantel an.

Du fühlst Dich in diesem goldenen Licht geborgen und behütet.

Gold ist die Farbe des Erfolges, des Triumphes und der Macht.

Bei Wettkämpfen erhält der Sieger einen goldenen Pokal.
Vielleicht hast Du so einen zu Hause stehen?

Es ist schon ein großartiges Gefühl der oder die Beste zu sein.

Gold ist die Farbe des Wohlstandes, von Luxus, des Reichtums und der Eleganz.

Trägst Du gerne goldenen Schmuck?

Wenn ja, sieht er nicht nur edel und schön aus, sondern er vermindert zusätzlich die Hautalterung.
Da musst Du jetzt bestimmt innerlich Schmunzeln.
Wie fühlt sich der Schmuck auf Deiner Haut an?

Kannst Du es spüren?

Gold ist ein Zeichen von Reichtum und Wohlstand.

Vielleicht besitzt Du einen kleinen Schatz in Form von Goldmünzen oder auch Goldbarren?

Wie fühlt sich das Edelmetall an, wenn Du es in der Hand hältst?

In Schlössern und Kirchen wurde viel mit Gold gearbeitet und verziert.

Stelle Dir nun vor, Du bist die Hausherrin oder der Hausherr eines Schlosses oder einer Burg.

Du schreitest durch die verschiedenen Zimmer und Säle.

Ein Raum ist prunkvoller als der andere.

Stelle Dir dabei vor, Du trägst eine goldene Krone auf dem Kopf.

Du fühlst Dich gar als Königin, König, Prinzessin oder Prinz.

Wie geht es Dir dabei?

Was fühlst und spürst Du?

Verändert sich dadurch Deine Körperhaltung?

Was macht dieser Reichtum mit Dir?

Verabschiede Dich wieder von dem kurzen Ausflug in die Vergangenheit.

Nach 50 Ehejahren feiert man die „Goldene Hochzeit.“

Das ist schon etwas sehr Besonderes und kommt auch nicht so häufig vor.
Gold zieht die Aufmerksamkeit auf sich.

Wenn Du in der Geschichte zurückgehst, gab es immer schon die Goldschürfer, die zu Reichtum kommen wollten.
Viele gaben dafür auch ihr Leben.

Gold ist sehr haltbar und verliert kaum seinen Wert.

Die Farbe Gold erscheint auch in vielen religiösen Zusammenhängen und ist ein Synonym für das Göttliche und Übersinnliche.

Ist Gold Deine Lieblingsfarbe?

Dann bist Du wahrscheinlich überdurchschnittlich intelligent.

Du bist sehr zielstrebig.

Welche Bilder entstehen vor Deinem geistigen Auge, wenn Du an die Farbe Gold denkst?

Verweile hier für einen Moment.

Ich hole Dich dann wieder zurück.

PAUSE

Spüre noch einmal in Deinen Körper und in die goldene Farbe hinein.

Mit jeder Ausatmung verlässt nun das goldene Licht Deinen Körper.

Du fühlst Dich ruhig, gelöst und entspannt.

Lass Deine Atemzüge wieder tiefer und intensiver werden.

Öffne wieder Deine Augen und bringe wieder Bewegung in Deinen Körper.

Du hast Deine Energie wieder aufgetankt.
Vielleicht trägst Du gerade ein goldenes Schmuckstück?

Dann freue Dich darüber.

Nimm Dir die Zeit, die Du brauchst, um wieder zum Stehen zu kommen.

Meditation zur Farbe Pink/Rosa

Wenn Du möchtest, begleite mich nun auf eine Farbmeditation.

Wenn Du in einer für Dich angenehmen Position angekommen bist, brauchst Du nichts weiter zu tun, als dem Klang meiner Stimme zu folgen.

Zeit für Dich und Zeit für Deinen Körper.

Gehe achtsam mit Deinem Körper um.

Lasse Deinen Atemfluss geschehen.

Er geschieht ohne Dein Zutun, so wie er es selbst will.

Lass uns beginnen.

Stelle Dir nun die Farbe Rosa oder Pink vor.

Stelle Dir vor, mit jeder Einatmung strömt die Farbe Pink oder Rosa in Deinen Körper hinein.

Sie verteilt sich in jede einzelne Zelle Deines Körpers.

Sie umgibt die Aura Deines Körpers.

Ein rosa oder pinker Schutzmantel hüllt Deinen Körper ein.

Wie fühlst Du Dich?

Die Farbe Rosa/Pink verstärkt alle positiven Gefühle und besänftigt Aggression und Gewalt.

Rosa steht für Weiblichkeit, Jugend und Romantik.

Kennen wir nicht alle das schöne Gefühl auf rosa Wolken zu schweben?

Das passiert, wenn wir sehr verliebt sind.
Würden wir die Welt nicht gerne durch eine rosa Brille betrachten?

Dann wäre manches viel einfacher.

Weibliche Babys werden gerne in rosa Kleidung eingehüllt, ein Zeichen der Weiblichkeit.

Wenn jemand die Zukunft rosig sieht, freut er sich auf schöne Dinge, die vor ihm liegen.

Siehst Du Deine Zukunft gerade rosig?

Ich würde es mir sehr für Dich wünschen.

Haderst Du gerade ein wenig, dann wünsche ich Dir, dass die Farbe Rosa in Dein Leben tritt.

In der Natur gibt es rosa und pinkfarbene Blüten.

Unser Auge kann sich daran erfreuen.

Diese Farbenpracht zaubert auch gerne ein Lächeln in unser Gesicht.

Zartes Rosa als Kleidung wirkt auch elegant.

Ein kräftiges Pink ist leuchtend und fällt auf. Strahlt aber pure Farbe und Lebensfreude aus.

Besitzt Du ein solches Kleidungsstück?

Es sieht bestimmt großartig an Dir aus.

Erinnerst Du Dich noch an Deine Kindheit, als Du im Fasching vielleicht eine Prinzessin in einem rosa Kleid warst?

Ist Rosa Deine Lieblingsfarbe?

Dann bist Du wahrscheinlich ein großzügiger, liebevoller Mensch. Du bist romantisch und sensibel.

Du hast eine Naivität, Liebenswürdigkeit und Schönheit an Dir.

Es heißt, man bewahrt sich seine jugendliche Erscheinung bis ins hohe Alter.

Welche inneren Bilder entstehen vor Deinem geistigen Auge, wenn Du an die Farbe Rosa oder Pink denkst?

Verweile hier noch für einen Moment.

Ich hole Dich dann wieder zurück.

PAUSE

Spüre der Farbe noch einmal in Deinem Körper nach.

Mit jeder Ausatmung lass nun die Farbe Rosa/Pink aus Deinem Körper herausströmen.

Spüre in Deinen Körper hinein.

Vielleicht gibt es eine Stelle in Deinem Körper, die heute noch Deiner Aufmerksamkeit bedarf. Eine kleine Verspannung vielleicht?

Dann schicke jetzt bewusst Deinen Atem dorthin und lasse los.

Öffne langsam wieder die Augen und nimm den Raum um Dich herum wahr.

Bringe wieder Bewegung in Deinen Körper. Von den Fußspitzen bis zu den Fingerspitzen und in die Haarspitzen hinein.

Wenn Du so weit bist, komme über Deine Lieblingsseite wieder zum Sitzen zurück.

Ich wünsche Dir eine rosige Zukunft und dass Du die Welt ab und zu durch eine rosa Brille anschauen kannst.

Meditation zur Farbe Türkis

Du liegst entspannt auf dem Boden.

Wenn Du die Meditation lieber im Sitzen ausführen möchtest, dann kannst Du das gerne tun.

Wenn Du möchtest, schließe Deine Augen.

Du spürst Deinen Körper in der liegenden oder sitzenden Position.

Du spürst die Auflagefläche Deines Körpers.

Du spürst, wie sich der Rhythmus Deines Atems verlangsamt.

Zeit für Stille und Ruhe.

Ich lade Dich nun zu einer Farbmeditation ein.

Ich würde mich freuen, wenn Du mit mir zusammen die Farbe Türkis neu entdeckst.

Stelle Dir nun die Farbe Türkis vor.

Tauche Deinen Körper mit jeder Einatmung immer mehr in die Farbe Türkis ein.

Jede einzelne Zelle Deines Körpers nimmt diese Farbe auf.

Lass es zu, dass Deine Aura in der Farbe Türkis erstrahlt.

Dein Schutzmantel hüllt Dich in der Farbe Türkis ein und Dein Körper erstrahlt als türkisfarbene Lichtsäule.

Wie fühlst Du Dich?

Türkis steht für gedankliche Klarheit und eine offene Kommunikation.

Es schafft eine emotionale Ausgeglichenheit und kommuniziert zwischen dem Herzen und dem Geist.

Türkis ist die Mischung zwischen Blau und Grün.

Es strahlt die Ruhe und Gelassenheit der Farbe Blau und das Wachstum und die Balance der Farbe Grün mit der Energie von Gelb aus.

Vielleicht besitzt Du einen türkisfarbenen Edelstein?

Er steht für Lebensfreude, Vitalität und gute Laune.

Stelle Dir nun einen weißen Sandstrand, Palmen und ein türkisfarbenes Meer vor.

Du liegst in einem Liegestuhl und spürst die wärmenden Strahlen der Sonne auf Deiner Haut.

Werden da nicht gleich wieder Urlaubserinnerungen wach?

Bestimmt breitet sich nun ein angenehmes, schönes Gefühl in Dir aus.

Stelle Dir das Gefühl von Freiheit und Unbeschwertheit vor.

Ist Türkis nicht eine schöne Farbe?

Man braucht sich nur auf die Farbe Türkis zu konzentrieren und schon fühlt man sich beruhigt und sanft belebt.

Es ist die Farbe der entwickelten Seele und öffnet die Tür zu spirituellem Wachstum.

Ist Türkis Deine Lieblingsfarbe?

Dann bist Du wahrscheinlich ein offener und kommunikativer Mensch.

Du bist fürsorglich und einfühlsam.
Du hast ein gutes Bauchgefühl.

Welche Bilder tauchen vor Deinem geistigen Auge auf, wenn Du an die Farbe Türkis denkst?

Verweile hier für einen Moment. Ich hole Dich dann wieder zurück.

PAUSE

Spüre noch einmal der Farbe Türkis nach.

Mit jeder Ausatmung lass nun die Farbe Türkis aus Deinem Körper herausströmen.

Du fühlst Dich ruhig, gelöst und entspannt.

Du kommst wieder an Deinem Platz an.

Öffne wieder Deine Augen, wenn es nicht schon längst geschehen ist.

Bringe wieder Bewegung in Deinen Körper.

Räkle und strecke Dich.

Wenn es Dir guttut, mache Dich ganz klein zu einem Päckchen oder rolle Dich auf Deine Lieblingsseite zusammen.

Wenn Du so weit bist, komme wieder in einer sitzenden Position an.

Vielleicht trägst Du heute zufällig ein türkisfarbenes T-Shirt oder Du überlegst Dir Deine nächste Urlaubsreise ans türkisfarbene Meer zu machen.
Ich wünsche Dir die Farbe Türkis an Deine Seite.

Meditation zur Farbe Hellblau

Versuche nun eine mühelose und entspannte Haltung einzunehmen, in der Du die nächsten Minuten verweilen kannst,

Schließe sanft Deine Augen und bleibe ganz bei Dir.

Nimm wahr, wie Du vom Boden getragen wirst.

Lass Deine Gedanken und Geräusche vorbeiziehen, wie die Wolken am Himmel.

Bleibe ein ferner Betrachter, ohne dem nachzugehen.

Wandere mit der Aufmerksamkeit zu Deinem Atem.

Nimm wahr, wie die Luft in Deinen Körper ein- und ausströmt.

Ganz ruhig und gleichmäßig.

Wenn Du Lust hast, begleite mich nun zu einer Meditation über die Farbe Hellblau.

Stelle Dir vor, mit jedem Atemzug atmest Du die Farbe Hellblau in Deinen Körper ein,

Die Farbe verteilt sich in jede Zelle Deines Körpers.

Die Aura Deines Körpers erstrahlt in Hellblau.

Du fühlst Dich als hellblaue Lichtsäule, die Deinen Körper, wie einen Schutzmantel umhüllt.

Wie fühlst Du Dich dabei?

Die Farbe Hellblau assoziiert die Farbe der Treue, Harmonie, Sehnsucht und Zufriedenheit.

Männlichen Babys wird gerne die Farbe Hellblau oder Blau angezogen. Diese Farbe begleitet sie oft ein Leben lang, denn Blau steht auch für Männlichkeit.

Stelle Dir nun vor, Du liegst auf einer grünen Wiese und schaust in den blauen Himmel.
Man bezeichnet den Himmel auch gerne als himmelblau.

Dieses helle Blau befreit den Geist und verleiht ein Gefühl von kühler Frische.

Es repräsentiert die Leichtigkeit, Schwerelosigkeit und erfrischt den Geist, für neue Ideen.

Kannst Du es fühlen und spüren?

Vielleicht tauchen auch Urlaubserinnerungen vor Deinem geistigen Auge auf?

Vielleicht besitzt Du einen hellblauen Edelstein?

Zu den Bekanntesten zählt der Saphir.

Wie fühlt es sich an, diesen Edelstein in der Hand zu halten?

Hellblau steht auch für Ehrlichkeit und Wahrheit.

Bist Du ein ehrlicher Mensch?

Sagst Du immer die Wahrheit?

Hellblau steht auch für Ruhe und Stille.

In manchen Kirchen gibt es in der inneren Kuppel einen hellblauen Himmel.
Manchmal ist dieser sogar mit goldenen Sternen verziert.

Dieser Anblick wirkt sehr beruhigend und ist wunderschön.

Ist Hellblau Deine Lieblingsfarbe?

Dann bist Du wahrscheinlich ein sehr zuverlässiger und vertrauenswürdiger Mensch.

Du denkst nach, bevor Du sprichst und handelst.

Du bist aufrichtig und ehrlich.

Du brauchst Frieden und Harmonie.

Du bist sehr sensibel für die Stimmungen anderer.

Welche Bilder tauchen vor Deinem geistigen Auge auf, wenn Du an die Farbe Hellblau denkst?

Verweile hier noch für einen Moment.

Ich hole Dich dann wieder zurück.

PAUSE

Spüre der Farbe Hellblau nach.

Mit jeder Ausatmung strömt nun die Farbe Hellblau aus Deinem Körper heraus.

Fühle, wie sich Dein Körper jetzt anfühlt.

Öffne wieder die Augen und bringe Bewegung in Deinen Körper.

Wenn Du so weit bist, komme über Deine Lieblingsseite zum Sitzen zurück.

Nimm noch ein paar tiefe Atemzüge und fühle Dich wieder erfrischt und gestärkt.

Wenn Du so weit bist, komme wieder zum Stehen.

Wenn Du wieder einmal bei Sonnenschein spazieren gehst erfreue Dich am blauen Himmel.

Meditation zur Farbe Braun

Mache es Dir in der Rückenlage bequem.

Lege Dich so hin, dass es Dir gut und immer besser geht.

Packe alles, was Dich belastet in einen Rucksack hinein und stelle ihn ganz weit weg von Dir.

Zeit für Dich und Zeit für Deinen Körper.

Stelle Deine Beine auf oder lass sie locker auseinanderfallen.

Lege Deine Arme und Hände entspannt ab.

Versuche loszulassen und jede Anspannung aus dem Körper entweichen zu lassen.

Dein Atem kommt und geht.

Er geschieht automatisch und versorgt Dich mit neuer Energie.

Ich lade Dich nun zu einer Farbmeditation ein.

Wenn Du möchtest, lausche dem Klang meiner Stimme und betrachte mit mir gemeinsam die Farbe Braun.

Stelle Dir die Farbe Braun vor.

Nimm mit jeder Einatmung die Farbe Braun in Dich auf.

Jede Zelle Deines Körpers wird mit der Farbe Braun aufgefüllt.

Deine Aura erstrahlt in der Farbe Braun.

Du bist in einen braunen Schutzmantel eingehüllt.

Die Farbe Braun steht für Stabilität, Struktur und Halt.

Ferner für Ehrlichkeit, Aufrichtigkeit, Treue und Verlässlichkeit. Sie vermittelt das Gefühl, mit beiden Beinen auf festem Boden zu stehen.

Die Farbe Braun wirkt beruhigend und senkt den Stresslevel.

Es ist die Farbe des Holzes und der Erde.

Sie wirkt mehr im Hintergrund und setzt sich nicht ins Rampenlicht.

Die Farbe Braun ermutigt uns, dankbar für das zu sein, was wir haben.

Ist Braun vielleicht Deine Lieblingsfarbe?

Dann könnte es bedeuten, dass Du ein ehrlicher und bodenständiger Mensch bist.

Du bist freundlich, zugänglich und aufrichtig

Du brauchst das Gefühl von Sicherheit und Zugehörigkeit.

Die Familie ist Dir sehr wichtig.

Du setzt auf Qualität und magst es nicht, wenn die Welt aus allen Fugen gerät.

Spiegelst Du Dich hier wider?

Stelle Dir nun einen großen Baum vor.

Einen Baum Deiner Fantasie.

Der Baum hat einen braunen, dicken Stamm.

Du hast das Bedürfnis, diesen Baum zu umarmen.

Der Baum ist durch seine Wurzeln fest mit der Mutter Erde verbunden.

Er trotzt Wind und Wetter.
Du spürst, wie die Kraft des Baumes in Dich hineinströmt.

Er gibt Dir das Gefühl von Sicherheit.

Spüre dem nach.

Verabschiede Dich wieder von dem Baum und lass Deinen Blick umherschweifen.

Du entdeckst in Deiner Nähe einen Ackerboden.

Du siehst die braune Erde.

Ein nährstoffreicher Boden.

Der Samen ist gesät und im Laufe der Zeit wirst Du sehen, was hier zu wachsen beginnt.

Vielleicht magst Du auch gerne Möbel aus braunem Holz?

Sie strahlen Wärme und Gemütlichkeit aus.

Ebenso wie ein wärmendes Kaminfeuer.

PAUSE

Welche Bilder entstehen vor Deinem geistigen Auge, wenn Du an die Farbe Braun denkst?

Verweile hier für einen Moment.

Ich hole Dich dann wieder zurück.

PAUSE

Komme langsam wieder auf Deinem Platz an.

Mit jeder Ausatmung strömt die Farbe Braun aus Deinem Körper hinaus.

Du bist wieder im Hier und Jetzt.

Du fühlst Dich sicher und geborgen.

Öffne Deine Augen und bringe wieder Bewegung in Deinen Körper.

Wenn Du so weit bist, komme wieder zum Sitzen zurück.

Nimm noch ein paar tiefe Atemzüge und vielleicht siehst Du die Farbe Braun nun in einem ganz anderen Licht oder Du erfreust Dich, an Deinem nächsten Walderlebnis.

Meditation zur Farbe Grau

Du machst es Dir ganz bequem.

Du fühlst Deinen Körper ganz bewusst.

Du bist ruhig, gelöst und entspannt.

Deine Hände und Arme sind ganz schwer.

Deine Füße und Beine sind ganz schwer.

Dein Nacken und Deine Schultern sind ganz schwer.

Dein ganzer Körper ist warm.

Deine Atmung ist ruhig und gleichmäßig.

Dein Gesicht ist ganz gelöst und entspannt.

Dein Kopf ist frei und leicht.

Ich würde mich freuen, wenn Du mich nun auf eine kleine Meditation zur Farbe Grau begleiten würdest.

Mit jeder Einatmung nimmst Du die Farbe Grau in Deinen Körper auf.

Die Farbe verteilt sich in jede einzelne Zelle Deines Körpers.

Die Aura, die Dich umgibt, erscheint nun in der Farbe Grau.

Betrachte diese Aura als Schutzmantel und fühle Dich wie eine graue Lichtsäule.

Die Farbe Grau wird oft neben Weisheit auch mit Würde und Erneuerung in Verbindung gebracht.

Grau ist auch gerne der Ruhepol in einer bunten Umgebung.

Grau wirkt beruhigend, harmonisierend und ausgleichend.

Es ist auch eine Farbe der Verantwortung.

Vielleicht trägst Du in Deiner Arbeitswelt graue Anzüge oder Kostüme?

Wie fühlst Du Dich, wenn Du diese Farbe trägst?

Wenn das Wetter draußen grau und trüb ist, verfallen wir schon gerne einmal in eine depressive Stimmung.

Versuche dann wieder Farbe und Helligkeit in Dein Leben zu bringen.

Sieh in dem Negativen etwas Positives.

Denke an etwas Schönes und lenke Dich ab.

Trage ein buntes T-Shirt oder bringe mehr Licht in Deinen Raum.

Gehe trotzdem spazieren und beobachte die Natur.

Auch wenn sie grau erscheint, gibt es bestimmt etwas Schönes zu entdecken. Du musst nur genau hinschauen.

Du hast auch bestimmt schon einmal den Ausdruck „Graue Maus“ gehört.

Das ist eine Person, die nicht gerne im Rampenlicht steht.

Delfine sind graue Meeresbewohner. Doch sie sehen immer so aus, als ob sie ein Lächeln im Gesicht haben. Sie werden gerne in der Therapie eingesetzt und bringen Freude in unser Leben.

Hast Du vielleicht schon einmal einen Delfin gesehen?

Ist Grau Deine Lieblingsfarbe?

Dann bist Du neutral im Leben und neigst vielleicht eher oft zu Gleichgültigkeit.

Du vermeidest viel Aufregung und bevorzugst eine sichere Existenz.

Du bist ruhig und fällst nicht gerne auf.

Welche Bilder entstehen vor Deinem geistigen Auge,
wenn Du an die Farbe Grau denkst?

Verweile hier für einen Moment.

Ich hole Dich dann wieder zurück.

PAUSE

Mit jeder Ausatmung lass nun die Farbe Grau wieder aus Deinem Körper herausströmen.

Komme wieder auf Deinem Platz an.

Wie fühlst Du Dich?

Ruhig, gelöst und entspannt?

Das würde mich sehr freuen.

Bringe wieder Bewegung in Deinen Körper und finde wieder zu einer sitzenden Position zurück.

Ich wünsche Dir, dass Du in der Farbe Grau auch etwas Buntes entdeckst.

Formen und Körper

Meditation Rechteck

Komme auf Deinem Meditationsplatz an.

Mache es Dir so bequem wie möglich.

Mit jedem Atemzug kommst Du immer mehr an und fühlst Dich wohler.

Dein Atem fließt ruhig und gleichmäßig.

Zeit für Dich und Zeit für Deinen Körper.

Ich lade Dich zu einer Meditation ein.

Machen wir uns Gedanken um die Form eines Rechtecks.

Ein Rechteck ist eine geometrische Figur, die aus vier Seiten besteht.

Die gegenüberliegenden Seiten sind gleich lang.

Ein Rechteck wirkt aktiv, dynamisch, hart und spitz.

Wenn man an ein Rechteck denkt, assoziiert man zum Beispiel ein Dach, Schilder, elektrische Geräte und Gebäude.

Das Rechteck ist eine gängige Form und begegnet uns häufig im Alltag.

Diese Form verleiht Sicherheit und Stabilität.

Denken wir dabei zum Beispiel an ein Schließfach in der Bank.

Wertgegenstände können dort sicher aufbewahrt werden.

In der Architektur findet man Rechtecke in Form von Steinen, Balken oder auch Pfeilern.

Ein Rechteck vermittelt Vertrauen, Sicherheit und Langlebigkeit. Wenn Du Deine Kredit- oder Scheckkarte betrachtest, erkennst Du die Form eines Rechteckes.

Ebenso verhält es sich mit Deiner Krankenversicherungskarte, Deinem Führerschein oder Deinem Personalausweis.

Ich lade Dich nun ein, Dir eine rechteckige Leinwand vorzustellen.

Neben Dir liegen Pinsel in allen Größen und Farben Deiner Wahl bereit.

Deiner Fantasie sind dabei keine Grenzen gesetzt.

Male auf diese Leinwand, was Dir gerade auf dem Herzen liegt oder Dich beschäftigt.

Entscheide aus dem Bauch heraus ohne zu bewerten und abzuwägen.

Vielleicht entstehen Bilder oder einfach nur Wörter.

Das was geschieht, und so wie es geschieht, ist gut.

Fühle Dich als Künstler oder als Künstlerin in Deinem eigenen Atelier.

Ich bin mir sicher, es entsteht ein wahres Kunstwerk.

Auf seine Art und Weise einzigartig.

Es erzählt Deine eigene Geschichte.

Wie fühlst Du Dich dabei?

Wirkt Deine Malerei auf Dich entspannend?

Befreiend?

Bist Du eher zurückhaltend und unsicher?
In Deiner Fantasie ist alles möglich.

Verweile hier noch für einen Moment.

Ich hole Dich dann wieder zurück.

PAUSE

Möchtest Du an Deinem Bild noch etwas ergänzen?

Dann hast Du noch die Möglichkeit dazu.

Aus einem Rechteck ist ein Kunstgemälde geworden.

Freue Dich darüber.

Stelle Deine Leinwand und Deine Utensilien auf die Seite.

Komme wieder in den Raum zurück und bringe Bewegung in Deinen Körper.

Öffne gerne wieder die Augen, wenn es nicht schon längst geschehen ist.

Wenn Du wieder so weit bist, komme über Deine Lieblingsseite zum Sitzen zurück.

Vielleicht hast Du Lust, wirklich etwas zu zeichnen oder zu malen?

Dann probiere es aus.

Meditation Quadrat

Ich lade Dich zu einer kleinen Meditation über die geometrische Form Quadrat ein.

Mache es Dir dazu ganz bequem.

Nimm eine sitzende oder liegende Position ein.

Lege Deine Arme und Beine ganz entspannt ab.

Lass alle Anspannung in Deine Auflagenfläche abfließen.

Fühle Dich leicht und unbeschwert.

Spüre, wie Dein Atem kommt und geht.

Mit jedem Atemzug lässt Du immer mehr los und bist bereit, dem Klang meiner Stimme zu folgen.

Ein Quadrat ist die Sonderform eines Rechtecks.

Denn ein Quadrat hat vier gleich lange Seiten.

Es ist ein Zeichen von Stärke und Stabilität.

Gerade Kanten und rechte Winkel, verleihen dieser Figur die Statik und Ausgeglichenheit.

Das Quadrat deutet auf die Lebensebenen der Welt hin, die Materie.

Es verkörpert Osten – Westen und Süden - Norden.

Gärten, Kreuzgänge und Höfe haben oft die Form eines Quadrates.

Träumt man von Quadraten, deutet es auf eine positive und seelische Ausgeglichenheit hin.
Das Quadrat steht im Gegensatz zum Kreis für die irdische Existenz und wirkt beruhigend.

Ich lade Dich nun auf einen kleinen Spaziergang ein.

Stelle Dir vor, Du gehst durch ein Gartentor.

Hinter diesem Gartentor entsteht Dein Garten der Fantasie.

Der Garten hat die Form eines Quadrates.

Lass nun Deinen Garten Gestalt annehmen.

Welche Bäume und Sträucher wachsen in Deinem Garten?

Welche Blumen gedeihen in Deinem Garten und in welchen Farben erstrahlen sie?

Kannst Du den Duft der Blumen in Deiner Nase riechen?

Siehst Du grüne Rasenflächen vor Dir, oder eine bunte Blumenwiese?

Gibt es angelegte Wege oder natürlich. entstandene Wege?

Gibt es Insekten und bunte Schmetterlinge in Deinem Garten?

Gibt es vielleicht auch einen kleinen Teich?

Vielleicht gibt es eine kleine Bank?

Wenn dem so ist, verweile dort für einen Moment.

Erlebe, fühle und spüre Deinen Garten.

Ich würde zu gerne sehen, wie er aussieht.

Verweile hier für einen Moment.

Ich hole Dich dann wieder zurück.
PAUSE

Schau Dich noch einmal in Deinem Garten um und nimm alle Eindrücke bewusst wahr.

Wie fühlst Du Dich jetzt?

Ruhig, gelöst und entspannt?

Du kannst in Deiner Fantasie immer wieder in Deinen Garten zurückkehren.

Du kannst ihn gestalten, wie Du möchtest.

Verabschiede Dich nun von unserem kleinen Ausflug.

Bringe wieder Bewegung in Deinen Körper.

Wenn Du möchtest, räkle und strecke Dich oder mache Dich ganz klein.

Tu das, was Dir jetzt guttut.

Du kannst Dich auch gerne in eine C-Form bringen und seitlich dehnen.

Gähne, so wie am Morgen, wenn Du aufstehst.

Wenn Du so weit bist, komme über Deine Lieblingsseite zum Sitzen zurück.

Vielleicht magst Du mir erzählen, wie Dein Garten ausgesehen hat.

Meditation Kreis

Komme in einer für Dich entspannten Position an.

Schließe Deine Augen und mache Dich für eine kleine Meditation bereit.

Ich würde mich freuen, wenn Du mich zur geometrischen Form, dem Kreis, begleiten würdest.

Lass uns beginnen.

Der Kreis ist ein Symbol für die Einheit, für das Absolute, Vollkommene und damit Göttliche.

So wie das Quadrat für die Erde steht, steht der Kreis für den Himmel und das All-Eine.

Er ist ein Zeichen für Unendlichkeit, da er keinen Anfang und kein Ende hat.

Der Kreis gilt in der Magie als Schutz vor dem Bösen.

Viele Amulette haben die Form eines Kreises.

Er symbolisiert auch das Ewige, die Zeitlosigkeit und Raumlosigkeit.

Er vermittelt Ruhe und Harmonie.

Verkehrsschilder können rund sein und dienen uns zum Schutz,

Der Kreis steht im Buddhismus auch für Erleuchtung.

Stelle Dir nun vor, Du stehst in einem Kreis.

Wie fühlst Du Dich dabei?

Geschützt?

Bis zum Kreis darf jemand kommen, bis hierhin und nicht weiter?

Unsere Gedanken kreisen auch und finden manchmal nicht zur Ruhe.

Wir finden kein Ende und keine Lösung.

Manchmal muss man alles aus einer anderen Perspektive betrachten, erst dann funktioniert es.

Welche Bilder entstehen vor Deinem geistigen Auge, wenn Du an einen Kreis denkst?

Verweile hier für einen Moment.

Ich hole Dich dann wieder zurück.

PAUSE

Verabschiede Dich von Deinem Kreis und komme wieder im Jetzt und Hier an.

Bringe wohltuende Bewegung in Deinen Körper und lasse Dir die Zeit, die Du brauchst, um wieder zum Sitzen zu kommen.

Ich wünsche Dir, dass wenn Deine Gedanken ins Kreisen geraten, Du immer einen Ausweg findest.

Meditation Dreieck

Suche Dir nun Deinen Meditationsplatz.

Einen Ort, an dem Du Dich wohlfühlst und gut entspannen kannst.

Nimm eine für Dich angenehme Position ein und bringe Deinen Geist zur Ruhe.

Mit jedem Atemzug fühlst Du Dich ruhiger und entspannter.

Du bist bereit, für unsere Meditation zur geometrischen Figur, dem Dreieck.

Lass uns beginnen.

Das nach unten gedrehte Dreieck bedeutet das von Gott geschenkte Leben.

Es dient als Zeichen für Mond, Wasser, Regen, Erde und Leben.

Es spiegelt die weibliche Kraft wider.

Das nach oben gedrehte Dreieck bedeutet, man wird zum Schöpfer zurückkehren. Man strebt nach oben.

Es verkörpert die Vollkommenheit und die Harmonie.

Es dient als Zeichen für Sonne, Feuer, Leben und Herz. Berge und spirituellen Aufstieg.

Es bezeichnet die männliche Kraft.

In der Religion findet man das gleichschenklige Dreieck für das Symbol der Dreifaltigkeit.

Im Universum betrachtet für Himmel, Erde und Mensch.

Vater, Mutter und Kind.

Körper, Seele und Geist.

Im Straßenverkehr gibt es viele Verkehrszeichen, die die Form eines Dreiecks haben.

Es sind für uns Hinweisschilder und auch Warnschilder, die unserem Schutz dienen und uns auf den richtigen Weg bringen.

Vielleicht erinnerst Du Dich an den Mathematikunterricht zurück? Da hast Du ein Geodreieck verwendet.

Es gibt auch eine Schokolade, die die Form eines Dreiecks hat. Sie schmeckt sehr lecker.

Kannst Du den Geschmack auf Deiner Zunge wahrnehmen?

Wenn Du gerne Yoga machst, findest Du in einer Asana das Dreieck wieder. Vielleicht ist es sogar eine Lieblingsübung von Dir?

Was verbindest Du mit der Form eines Dreiecks?

Verweile hier für einen Moment.

Ich hole Dich dann wieder zurück.

PAUSE

Verabschiede Dich vom Bild des Dreiecks.

Nimm Dich wieder auf Deiner Unterlage wahr.

Wie fühlst Du Dich und was spürst Du?

Bringe wieder Bewegung in Deinen Körper.

Komme wieder auf Deinem Meditationsplatz an.

Fühle Dich erfrischt und entspannt zugleich.

Wenn Du so weit bist, komme über Deine Lieblingsseite zum Sitzen zurück.

Vielleicht hast Du heue eine Yogastunde besucht und die Position Trikonasana, das Dreieck, war dabei.

Meditation Stern

Unser Thema der heutigen Meditation ist der Stern.

Lege oder setze Dich so hin, dass Du Dich wohl fühlst.

Die Erde trägt Dich und Du fühlst Dich geborgen.

Mit jedem Atemzug lässt Du immer mehr los.

Du fühlst Dich ruhig, gelöst und entspannt.

Wenn Du möchtest, schließe gerne Deine Augen.

Innere Bilder können so leichter entstehen.

Sterne stehen für das Übermenschliche und Himmlische.

Die Sterne am Himmel haben die Menschen schon immer in ihren Bann gezogen.

Sie sind Gegenstand von Aberglauben oder Prophezeiungen.

Denken wir dabei nur an die Konstellation der Sterne und ihre Bedeutung für das eigene Leben.

Sterne helfen als Wegweiser und sind unentbehrlich für die Zeitmessung geworden.

Der Davidstern mit seinen sechs Zacken hat eine religiöse Bedeutung. Er spielt in Israel und im Judentum eine große Rolle.

Für jeden von uns kann ein Stern eine andere Bedeutung haben.

Für manchen Menschen ist ein Stern ein Ort, an dem die Seele eines lieben Menschen verweilt.

Sterne gibt es mit 5 Zacken aber auch mit 25 Zacken.

Das ist sehr unterschiedlich.
Ich lade Dich nun auf eine kleine Fantasiereise ein.

Stelle Dir vor, es ist ein warmer Sommerabend.

Du sitzt gemütlich im Freien. Das kann auf Deinem Balkon, Deiner Terrasse oder irgendwo anders sein.

Es wird langsam dunkel und Du kannst die Sterne am Himmel sehen.

Schau wie sie glitzern und funkeln,

Ist das nicht ein schönes Bild?

Sie erhellen die dunkle Nacht, obwohl sie so weit weg von uns sind.

Sie schenken uns ihre Energie.

Leider können wir nicht nach den Sternen greifen.

Dabei würden wir das so gerne.

Suche Dir nun einen Stern am Himmelszelt aus.

Dieser Stern ist ein ganz besonderer Stern.

Er glitzert und funkelt nur für Dich.

Nur Du kannst seine ganze Pracht wahrnehmen.

Dieser Stern tritt in Verbindung mit Dir.

Er schickt seine Strahlen auf die Welt und fließt durch Deinen Kopf in Deinen Körper hinein.

Er füllt Dich mit neuer Energie auf.

Das Licht erreicht jede einzelne Zelle Deines Körpers.

Der Stern nimmt alles Negative von Dir auf, denn er ist ein besonderer Stern.

Du kannst alle Schmerzen und Verspannungen abgeben.

Lass Dir Zeit, bei Deinem Körperscan.

Ich hole Dich dann wieder zurück.

PAUSE

Wenn Du so weit bist, verabschiede Dich von Deinem Stern.

Du bedankst Dich bei ihm, für die Kraft, die er Dir gegeben hat.

Er strahlt noch immer am Himmelszelt für Dich.

Du kannst ihn immer wieder aufs Neue entdecken.

Vielleicht möchtest Du Deinem Stern einen Namen geben.

Mein Stern heißt Georg, wie heißt Deiner?

PAUSE

Verabschiede Dich von Deinem Sternenhimmel.

Du kannst ihn jederzeit wieder besuchen, denn Du weißt ja jetzt, wo Dein Stern am Himmel steht.

Komme wieder zurück in diesen Raum und bringe wieder Bewegung in Deinen Körper.

Wenn Du so weit bist, öffne wieder Deine Augen und komme zum Sitzen zurück.

Vielleicht kannst Du Deinen Stern sehen, wenn Du heute Abend aus dem Fenster schaust.

Meditation Pyramide

Es ist Zeit und Raum für Ruhe und Behaglichkeit.

Dein Geist freut sich, zur Ruhe kommen zu dürfen.

Ich lade Dich ein, Dir es so bequem wie möglich zu machen.

Ich lade Dich ein, mich auf eine Meditation zu begleiten und den Klang meiner Stimme wahrzunehmen.

Lass uns in der Meditation die geometrische Form Pyramide betrachten.

Die Pyramide ist ein geometrischer Körper mit einem Vieleck als Grundfläche und einer dementsprechenden Anzahl von gleichschenkligen Dreiecken, die in einer gemeinsamen Spitze enden.

Diese Form wird besonders in Ägypten für Grab und Tempelbauten verwendet.

Eine Theorie besagt, dass man mit der Pyramide eine Stufe zum Himmel baut.

Du hast bestimmt schon einmal eine Pyramide gesehen.

Vielleicht warst Du sogar schon in Ägypten oder Du hast Bilder davon gesehen.

Es ist schon ein beeindruckendes Bauwerk und Kunstwerk zugleich.

Die Dächer mancher Kirchentürme haben die Form einer Pyramide.

Zuckertütchen oder auch Teebeutel können die Form einer Pyramide haben.

Vielleicht hast Du auch zu Hause eine Laterne stehen, die die Form eine Pyramide hat?
Stelle Dir nun vor, Du machst es Dir zu Hause gemütlich.

Das kann in einem Stuhl, auf der Couch oder in Deinem Bett sein.

Vielleicht möchtest Du Dich in eine Decke einwickeln.

Gerne kannst Du eine Kerze anzünden.

Vielleicht hat sie die Form einer Pyramide?

In Gedanken begeben wir uns auf eine Reise nach Ägypten zu den Pyramiden.

Wir spüren die Wärme der Sonne auf der Haut und betrachten das hohe Kunstwerk.

Leider können wir die Pyramide nicht besichtigen.

Wir verlagern daher unsere Reise an das Meer.

Dort suchen wir uns einen schönen Liegeplatz und genießen die Sonne und das Meer.

Wir hören dem Rauschen der Wellen zu,

Wir fühlen uns ruhig, gelöst, entspannt und warm.

Woran denkst Du, wenn Du Dir eine Pyramide vorstellst?

Verweile hier für einen Moment.

Ich hole Dich dann wieder zurück.

PAUSE

Verabschiede Dich von Deinem Bild der Pyramide oder von Deinem Ausflug an das Meer. Bringe wieder Bewegung in Deinen Körper und komme entspannt in einer sitzenden Position an.

Meditation Kegel

Komme in einer Position an, in der Du gut entspannen kannst.

Lege Deine Arme und Beine in eine für Dich angenehme Position ab.

Du kannst die Beine locker zueinander oder locker auseinanderfallen lassen,

Deine Hände können ein unterstützendes Mudra formen.

Erlaube Deinem Körper und Geist zur Ruhe zu kommen.

Lass Deinem Atem Zeit ruhiger und sanfter zu werden.

Ich lade Dich nun zu einer Meditation zur geometrischen Form eines Kegels ein.

Ein Kegel ist ein spitz zulaufender Körper mit runder oder ovaler Grundfläche.

Spielst Du gerne Spiele?

Dann ist Dir der Kegel als Spielfigur sicher ein Begriff.

Du kennst bestimmt den Satz: „mit Kind und Kegel".

Dabei ist gemeint, dass sich die gesamte Familie mit allen Kindern, Haustieren und Gepäck auf einen Weg macht.

Vor langer Zeit wurden auch uneheliche Kinder als Kegel benannt.

Vielleicht gehst Du auch gerne zum Kegeln, triffst Dich mit Deinen Freunden und verbringst mit Ihnen einen schönen Abend.
Ich lade Dich nun zu einem ganz besonderen Kegelerlebnis ein.

Stelle Dir vor, es ist ein warmer Sommertag.
Du fährst in die Stadt und möchtest gerne durch die Straßen bummeln.

In Deiner Fantasie darf Dich auch gerne jemand begleiten.

Deiner Fantasie sind keine Grenzen gesetzt.

Den Text führe ich für Dich alleine weiter, sonst formuliere ihn einfach um.

Du gehst so vor Dich hin und wirfst immer mal wieder einen Blick in die Schaufensterauslagen.

Du entdeckst Schmuck, Kleidung, Schuhe und Bücher.

Es gibt auch viele Geschäfte mit Deko und Geschirr.

Es gibt viele Optiker und Hörakustiker.

Da entdeckst Du eine Eisdiele.

Du hast Dir eine kleine Pause verdient.

Du stellst Dich in die Warteschlange und überlegst, welche Kugel Eis es wohl heute sein darf.

Leckere Schokolade?

Saure Zitrone?

Pistazie oder Vanille?

Nuss oder Stracciatella?

Oder was ist Dein Geschmack?

Dir läuft schon das Wasser im Mund zusammen.

Kannst Du die Geschmäcker auf Deiner Zunge schmecken?

Du bist an der Reihe und gibst Deine Bestellung auf.

Du hast Dir drei Kugeln ausgewählt.

Der Verkäufer formt die Kugeln und setzt sie auf eine Waffel.

Die Waffel hat die Form eines Kegels.

Du bezahlst und machst Dich auf den Weg.

Du schleckst Dein Eis und fühlst Dich wohl.

Du bist ruhig, gelöst und entspannt.

Wenn Du Dein Eis aufgegessen hast, machst Du Dich wieder auf den Rückweg.

Du freust Dich über den schönen Ausflug.

Du kommst wieder im Raum an und bringst Bewegung in Deinen Körper.

Spanne alle Muskeln in Deinem Körper einmal an und lass alles mit einem tiefen Seufzer los.

Hebe Deine Arme und Beine ein Stück vom Boden ab und spanne noch einmal alles an, dann lass los.

Öffne die Augen und komme zum Sitzen zurück.

Vielleicht ist heute schönes Wetter und Du hast Lust auf ein Eis oder Du freust Dich auf einen schönen Spieleabend.

Meditation Kugel

Tauche mit mir ein in die Welt der Meditation und in die Welt der Fantasie.

Meine ruhige und sanfte Stimme begleitet Dich dazu,

Deine Lippen sind sanft geöffnet.

Deine Beine sind ausgestreckt, damit die Energie in Deinem Körper besser fließen kann.

Deine Muskulatur ist so wenig wie möglich angespannt.

Schließe nun sanft Deine Augen.

Geräusche und Gedanken kommen und gehen.

Dein Atem geschieht von ganz alleine. Er bringt neue Energie in Deinen Körper und lässt Verbrauchtes herausströmen.

Ich lade Dich nun zu einer Meditation zur geometrischen Figur der Kugel ein,

Die Kugel gehört zu einer der wichtigsten und bekanntesten Symbolen der Menschheit.

Kreis und Kugel stehen für die Ordnung der Welt.

Die Kugel symbolisiert Vollständigkeit und Ganzheit.

Die Kugel hat keine Ecken und Kanten.

Jeder Punkt auf der Oberfläche der Kugel ist vom Mittelpunkt der Kugel immer gleich weit entfernt.

Eine Kugel ist auch ein Geschoss aus einer Handfeuerwaffe.

In unserem Körper findest Du Kugelgelenke.

Die bekanntesten sind das Hüftgelenk und das Schultergelenk.

Die Kugel wurde zum Symbol des Universums – zur Erdkugel.

In Märchen begegnet man goldenen Kugeln und wer gerne in die Zukunft schauen möchte, blickt gerne in eine Kristallkugel.

Was verbindest Du mit einer Kugel?

Welche Bilder tauchen vor Deinem geistigen Auge auf?

Kugeln aus Eis oder Schokolade?

Christbaumkugeln?

Vielleicht auch ein Planet oder die Sonne?

Stelle Dir nun gerne die Sonne am Morgen oder am Abend vor.

Vielleicht erscheint vor Deinem geistigen Auge eine Urlaubserinnerung.

Dann gib Dich dieser hin.

Sonnenaufgang oder Sonnenuntergang.

Morgenrot oder Abendrot.

Intensive Farben am Himmelszelt.

Ein sehr schönes Bild.

Ruhe und Harmonie kehren in unseren Körper ein.

Du fühlst Dich ruhig, gelöst und entspannt.

Du spürst, wie Du immer mehr loslassen kannst.

Die Natur hat wunderschöne Bilder für uns, wir müssen nur lernen sie wahrzunehmen.
Vielleicht nimmst Du auch das Rauschen des Meeres wahr.

Den salzigen Duft der Luft.

Eine sanfte Brise streicht über Dein Gesicht.

Du spürst die Berührung der Sonne auf Deine Haut.

Du fühlst Dich wohl.

Die Erdkugel – Mutter Erde – trägt Dich und gibt Dir Halt.

Du kannst nun alles in die Erde abgeben, was Dich belastet.

Lass es aus Deinen Füßen herausfließen.

Spüre, wie Du Dich immer leichter und wohler fühlst.

Verweile hier noch für einen Moment.

Ich hole Dich dann wieder zurück.

PAUSE

Nimm noch einmal einen tiefen Atemzug oder einen tiefen Seufzer.

Verabschiede Dich von dem Bild der Sonne.

Komme wieder in der Gegenwart an.

Spüre noch einmal in Deinen Körper hinein.

Fühle Dich erfrischt und leichter.

Vielleicht konntest Du einen Teil oder den ganzen Ballast abgeben.

Beobachte und bewerte nicht.

Alles braucht seine Zeit.

Vielleicht klappt es beim nächsten Mal besser.

Gehe achtsam mit Dir um.

Räkle und strecke Dich.

Gähne, wenn Du möchtest.

Nimm Dir die Zeit, die Du brauchst, um wieder zum Stehen zu kommen.

Nimm noch einen tiefen Atemzug und lege Deine Hände vor Dein Herz.

Mögen alle Lebewesen Glück und Harmonie erfahren.

Namaste.

Meditation Würfel

Mache es Dir bequem.

Nimm die Position ein, in der Du gut entspannen kannst.

Das kann im Liegen oder im Sitzen sein.

Schließe gerne Deine Augen und komme ganz bei Dir an.

Werde Beobachter Deiner Atmung.

Lass Deinen Atem geschehen, ohne ihn zu beeinflussen.

Wenn Du möchtest, begleite mich auf eine Meditation zur geometrischen Form des Würfels.

Der Würfel oder auch Kubus genannt, ist eine geometrische Figur. Er ist wie ein Quader, aber im Raum, dreidimensional.

Er hat acht Ecken, sechs Flächen und zwölf Kanten.

Der Würfel entscheidet heute über Glück oder Unglück im Spiel.

Er symbolisiert das Schicksal des Menschen.

„Die Würfel sind gefallen."

Dieser Satz bedeutet, man kann die Situation nicht mehr ändern.

Es gibt auch kein Zurück mehr.

Eine Entscheidung ist getroffen, und man muss den eingeschlagenen Weg gehen.

Ein Würfel symbolisiert spirituell gesehen Chancen und Möglichkeiten.

In Träumen gilt es diese Optionen zu erkennen und zu nutzen. Ein weiteres Mal werden sie sich dem Träumenden nicht bieten. Der Würfel des Metatron ist eines der grundlegenden Schöpfungsmuster des Daseins. Der Würfel ist versteckt in der Blume des Lebens und wird erst sichtbar, wenn man die Mittelpunkte der 13 Kreise aus der Frucht des Lebens miteinander verbindet.

Der Metatron Würfel ist ein energiereiches und kraftvolles Symbol.
Er hat die höchste Schwingungsenergie.

Er kann unterstützend wirken:

- Auf der Suche nach neuen Wegen und Möglichkeiten
- In einer Phase von Ziel- und Orientierungslosigkeit
- Rat in Gewissensfragen
- Bei Gemütsschwankungen
- Bei der Verarbeitung von Trennungen
- Gedanken und Ideen zum Formulieren

Nutze die Energie dieses Würfels.

Das kann auch in Form eines Amuletts, einer Kette oder eines Rings sein.

Was erscheint vor Deinem geistigen Auge, wenn Du an einen Würfel denkst?

Verweile hier für einen Moment.

Ich hole Dich dann wieder zurück.

PAUSE

Verabschiede Dich von dem Bild des Würfels.

Komme wieder auf Deinem Platz an.

Vielleicht bist Du neugierig geworden und machst Dich auf die Suche nach dem Metatron Würfel?

Bringe wieder Bewegung in Deinen Körper und komme wieder zurück zum Sitzen.

Mögen Dir die Würfel im Leben gut gewogen sein.

Meditation Herz

Lass uns auf die bevorstehende Entspannung vorbereiten.

Mache es Dir auf Deinem Meditationsplatz bequem.

Lege Deine Arme und Beine in eine für Dich entspannte Position ab.

Ziehe Deine Schulterblätter unter den Körper und spüre, wie sich Deine Brust dadurch besser öffnen kann.

Bewege Deinen Kopf sanft von rechts nach links und pendle ihn schließlich mittig ein.

Schließe Deine Augen, um ganz bei Dir sein zu können.

Während Dein Körper zur Ruhe findet, lenke Deine Aufmerksamkeit nach innen.

Spüre Deinen Körper und nimm ihn so an wie er ist.

Wenn Du möchtest, begleite mich auf eine Herzmeditation.

Das Herz gilt als Sitz der Seele.

Es ist ein lebenswichtiges Organ und steht in Verbindung zu unseren Gefühlen.

Ein rotes Herz symbolisiert die Liebe.

Spirituell gesehen ist das Herz der Sitz des Selbst.

Es verkörpert das physische Herz und entfaltet seine Wirkkraft durch die energetischen Schwingungen unserer Herzchakras.

Das Herzchakra sitzt in der Mitte der Brust, hinter dem Sternum, auf Höhe der Thymusdrüse.

Wenn Du Dein Herzchakra stärken möchtest, verwende dazu grüne oder rosafarbene Steine oder Kristalle.

Ich lade Dich nun ein, Dein Herzchakra zu öffnen.

Egal ob Du in einer liegenden oder sitzenden Position bist,

vermeide die Arme und Beine zu kreuzen oder zu verschränken.

Finde Dich in einer ausgestreckten oder aufgerichteten Position wieder.

So kann Deine Energie, Dein Chi, besser fließen.

Lenke Deine Aufmerksamkeit auf Deinen Atem.

Dein Atem kommt und geht.

Deine Atemzüge werden sanfter und entspannter und Du kommst ganz bei Dir an.

Stelle Dir nun einen Lichtstrahl vor.

Der Lichtstrahl bahnt sich einen Weg von Deinen Füßen hinauf zu Deinem Herzen.

Er erstrahlt in der Farbe Grün oder Rosa.

Grün bedeutet Heilung und Rosa bedeutet Harmonie.

Entscheide aus dem Bauch heraus, für welche Farbe Du Dich entscheidest.

Stell Dir vor, wie sich dieses Licht in Deinem gesamten Brustkorb ausbreitet und alles erhellt, reinigt und öffnet.

Gib dem Licht alles Negative an Emotionen und Gedanken ab.

Lass Dich ganz und gar auf das Licht ein.

Lass dieses Licht weiter bis zum Deinem Kopf strahlen.

Fühle dieses Licht wie eine Art Schutzmantel.

Verweile hier für einen Moment.

Ich hole Dich dann wieder zurück.

PAUSE

Verabschiede Dich von dem Licht und komme wieder in den Raum zurück.

Wie fühlst Du Dich jetzt?

Danke, dass Du mich begleitest hast und mit mir auf die Suche des Herzchakras gegangen bist.

Bringe nun wieder Bewegung in Deinen Körper.

Öffne gerne wieder die Augen.

Wenn Du möchtest, lege Deine Hände auf Dein Herz und spüre noch einmal nach.

Bedanke Dich bei Deinem Herzen.

Schön, dass es Dich gibt.

Wenn Du so weit bist, komme wieder zum Sitzen zurück.

Wie fühlt es sich an, sein Herz geöffnet zu haben?

Lass so die Liebe zu Dir selbst und anderen fließen.

Namaste.

Meditation Diamant

Schließe gerne Deine Augen.

Das hilft Dir dabei, dass Bilder vor Deinem geistigen Auge leichter entstehen können.

Komme in Deiner bequemen Meditationshaltung an.

Lenke Deine Aufmerksamkeit auf Deinen Atem.

Atme ein und aus.

Ein und aus.

Spüre, wie sich mit der Einatmung die Bauchdecke hebt.

Spüre, wie sich mit der Ausatmung die Bauchdecke senkt.

Atme sanft durch die Nase ein und durch den Mund wieder aus.

Wenn Du möchtest, lege gerne die Hände auf Deinen Bauch.

Nimm Kontakt zum Solarplexus auf.

Dein Entspannungspunkt im vegetativen Nervensystem.

Ich lade Dich nun zu einer Meditation ein.

Heute geht es um den Diamanten.

In der Geometrie wird dafür der Name Rhombus verwendet.

Ein Diamant ist der wertvollste Edelstein.

Er ist unzerstörbar und rein.

Er symbolisiert Einheit, Perfektion und Liebe.

Der Diamant galt schon immer als Symbol der ewigen Liebe und der Erinnerung.

Trägst Du vielleicht einen Diamanten?

Dann überträgt der Diamant Dir Charakterstärke, Willenskraft und Selbstbewusstsein.

Vielleicht denkst Du auch gerade an das Lied von Marilyn Monroe: „Diamonds are a girls best friend.“

Dem Diamant wird auch nachgesagt, dass er Heilwirkungen für Körper und Psyche hat. So kann er den Charakter stärken und nach schweren Erkrankungen zu einer schnelleren Erholung beitragen.

Stelle Dir nun vor, Du machst Dich auf den Weg in ein Schloss.

Dort darfst Du heute die Schatzkammer besichtigen.

Du bist schon ganz neugierig und freust Dich darauf.

Du gehst in die Kammer hinein und sieht eine große Kiste vor Dir.

Sie ist geöffnet.

Sie ist die Schatzkiste Deiner Fantasie.

Welche Schätze und Edelsteine enthält sie?

Smaragde, Saphire und vielleicht auch Diamanten?

Es glitzert und funkelt.

Was für ein schöner Anblick.

Und so viele verschiedene Formen.

In der Kiste sind Deine eigenen Schätze.

Jeder Edelstein steht für eine Deiner Eigenschaften.

Ich merke schon, Du kannst es gar nicht glauben.

Aber es ist wahr.

Du steckst voller Schätze.

Ist das nicht schön?

Welche Bilder erscheinen vor Deinem geistigen Auge, wenn Du an einen Diamanten denkst?

Verweile hier für einen Moment.

Ich hole Dich dann wieder zurück.

PAUSE

Verabschiede Dich vom Glitzern und Funkeln.

Komme wieder im Hier und Jetzt an.

Wie fühlst Du Dich?

Du bist ein wertvoller Mensch,

Hat Dir das noch niemand gesagt?

Dann tue ich das jetzt.

Räkle Dich und strecke Dich und bringe wieder Bewegung in Deinen Körper.

Gib Dir die Zeit, die Du brauchst, um wieder zum Sitzen zu kommen.

Öffne wieder die Augen und nimm den Raum um Dich herum wahr.
Sehe ich da nicht ein Glitzern in Deinen Augen?

Meditation Raute

Mache es Dir gemütlich und bequem.

Vielleicht brauchst Du noch eine Decke zum Unterlagern oder Hineinkuscheln.

An Deinem Platz herrscht eine angenehme Atmosphäre.

Du fühlst Dich wohl.

Ich lade Dich nun zu einer kleinen Meditation mit dem geometrischen Körper, die Raute, ein.

Ich würde mich freuen, wenn Du mich begleiten würdest.

Die Raute ist ein Viereck mit gleich langen Kanten.

Die Raute kommt auch im Zusammenhang mit einem Doppelkreuz oder Hash (Englisch für Zerhacken) gerne in der Computerwelt vor.

Das Rautezeichen findest Du auch auf dem Telefon.

Beim Schachspielen bedeutet es den Gegner schachmatt zu setzen.

Die Raute wird auch gerne für Gefahrenzeichen verwendet.

Sie hat eine alarmierende Wirkung.

Die Merkel Raute ist uns auch vertraut geworden.

Diese Handgeste soll für Wohlbefinden sorgen.

Sie baut Spannungen ab und kann so dafür sorgen, dass neue Energie wieder aufgetankt werden kann.

Was verbindest Du mit einer Raute?

Es ist eine ungewöhnliche Form.

Erinnert Dich die Raute vielleicht an Deinen Arbeitsplatz?

An Deinen täglichen Umgang mit dem Computer?

Verweile hier für einen Moment.

Ich hole Dich dann wieder zurück.

PAUSE

Verabschiede Dich von der Rautenform.

Bringe wieder Bewegung in Deinen Körper.

Bringe Deinen Körper in eine C-Form und mache Dich auf einer Seite ganz lang.

Es sieht wie eine Banane aus.

Wiederhole dies auch auf der anderen Seite.

Wenn es Dir guttut, mache Dich nun ganz klein.

Komme wieder zum Sitzen zurück.

Öffne Deine Augen und atme tief ein und aus.

Meditation Ellipse

Suche Dir einen ruhigen Ort, an dem Du ungestört bist und Zeit für Dich hast.

Mache es Dir an diesem Ort bequem.

Das kann im Sitzen oder im Liegen sein.

Wenn Du angekommen bist, schließe gerne Deine Augen.

So kannst Du Dir die Bilder leichter vorstellen.

Folge mir nun bei meiner Meditation zur geometrischen Figur, der Ellipse.

In der Geometrie sind Ellipsen geschlossene ovale Kurven.

Sie zählen zu den Kegelschnitten.

Oval bedeutet dagegen Ei.

Die Ellipse ist mathematisch definiert.

Ein Tisch kann die Form einer Ellipse haben oder auch Namensschilder.

Du siehst, es ist ganz schön schwierig, für diese Form etwas zu finden.

Vor Deinem geistigen Auge taucht ein kleines Kind auf.

Es zwinkert Dir zu und steht vor einem großen Spiegel, der auf einmal vor Dir steht.

Der Spiegel hat die Form einer Ellipse.

Das Kind greift nach Deiner Hand und geht mir Dir durch den Spiegel hindurch.
Hinter diesem Spiegel erscheint eine wunderschöne Landschaft.
Die Landschaft Deiner Fantasie.

Du nimmst den Duft von Blumen und Sträuchern wahr.

Du nimmst den Duft des grünen Grases und der Wiesen war.

Du blickst in den blauen Himmel.

Vögel fliegen am Himmelszelt und zwitschern ihre Melodie.

Bunte Schmetterlinge fliegen an Dir vorbei und fliegen von Blume zu Blume.

Die warmen Sonnenstrahlen kitzeln Dein Gesicht.

Eine sanfte Brise streicht über Deine Stirn.

Es gibt so viel zu entdecken.

Gibt es in Deinem Garten der Fantasie auch Tiere?

Einhörner, Elfen oder auch Zauberer?

Es ist wunderschön hier.

Verweile noch für einen Moment.

PAUSE

Das kleine Kind winkt Dir zu.

Es ist wieder Zeit, durch den Spiegel zurückzugehen.

Dieser Ausflug hat Dir sehr gutgetan.

Du hattest das Gefühl, durch eine rosa Brille zu schauen.

Welche Bilder entstehen vor Deinem geistigen Auge, wenn Du an eine Ellipse denkst?

Vielleicht tauchen Erinnerungen an Deinen Mathematikunterricht auf, wer weiß?

Verweile hier für einen Moment.

Ich hole Dich dann wieder zurück.

PAUSE

Beende Deine vielleicht mathematischen Erinnerungen und komme wieder zurück an Deinen Platz.

Dein Körper möchte sich gerne wieder bewegen.

Gib dem nach und räkle und strecke Dich.

Wenn Du so weit bist, komme wieder zum Sitzen zurück.

Vielleicht entdeckst Du ja die Form einer Ellipse in dem Raum.

Meditation Zylinder

Lege Dich auf Deiner Matte ab und nimm eine bequeme Position ein.

Schließe Deine Augen und atme langsam tief ein und aus.

Spüre das Heben und Senken Deines Brustkorbes.

Spüre das Heben und Senken Deiner Bauchdecke.

Zeit für Entspannung.

Zeit für Ruhe und Stille.

Zeit für Meditation.

Zeit, bei sich selbst anzukommen.

Ich lade Dich ein, mich auf eine Meditation zum Körper eines Zylinders zu begleiten.

In der Geometrie ist es ein Körper, bei dem zwei parallele Grundflächen, durch einen Mantel miteinander verbunden sind.

In der Technik findet man den Zusammenhang Zylinder mit dem Motor und Kolben.

Ein Zylinder ist auch ein Hut.

In der Vergangenheit trugen die Herren zu Frack oder Smoking einen Zylinder als Kopfbedeckung.

Der Zylinder strahlt immer noch Eleganz aus und findet sich auch heute noch bei großen Festlichkeiten wieder.

Besitzt Du einen Zylinder?

Träumst Du ab und zu von jemanden, der einen Zylinder trägt? Dann könnte es bedeuten, dass ein baldiges, festliches Ereignis vor der Tür steht.

Er wird Gast bei einer Taufe, einer Hochzeit, Geburtstag oder einer anderen Feierlichkeit sein, bei der elegante Kleidung in der Gesellschaft, erwünscht ist.

Es kann sich auch um ein bedeutendes, wichtiges Treffen handeln.

Oder man macht sich selbst Gedanken: „Was ziehe ich zu einer Einladung an?“

Trägst Du im Traum selbst den Zylinder, verheißt das Glück und Erfolg.

Spirituell gesehen symbolisiert der Zylinder das Ansehen des Betroffenen in seinem gesellschaftlichen Umfeld.

In der Zirkuswelt trägt der Zirkusdirektor neben seinem Frack oft auch einen Zylinder auf dem Kopf.

Tauche mit mir in Gedanken in die Welt der Akrobatik ein.

Stelle Dir ein großes Zirkuszelt vor.

Welche Farben hat Dein Zirkuszelt?

Vielleicht Rot, Blau oder Gelb?

Entdeckst Du auch Sterne am Himmel des Zeltes?

Du gehst in das Zelt hinein und siehst in der Mitte die Manege.

Dort steht auch schon der Zirkusdirektor, denn er begrüßt die Gäste und Zuschauer.

Der Zirkusdirektor trägt einen Frack und einen schwarzen Zylinder.

In der heutigen Vorstellung warten viele Attraktionen auf Dich.

Eine Seiltänzerin, die Clowns, ein Zauberer und ein Messerwerfer.

Die Dompteure präsentieren Tiger und Löwen, die ihre Kunststücke zeigen.

Eine Gruppe Pferde trabt durch die Manege und ihre Reiter und Reiterinnen zeigen ihre Kunst der Akrobatik.

Hoch oben auf dem Drahtseil balanciert ein Artist.

Du kommst aus dem Staunen gar nicht mehr heraus.

Das Publikum spendet Beifall und man hört immer wieder ein Ah oder Oh.

Ab und zu geht auch ein Raunen durch die Menge.

Welche Bilder entstehen vor Deinem geistigen Auge?

Verweile noch für einen Moment in der Zirkuswelt.

Ich hole Dich dann wieder zurück.

PAUSE

Verabschiede Dich von der Manege und der Zirkusvorstellung.

Vielleicht hast Du Dich wieder als Kind gefühlt?

Bringe wieder Bewegung in Deinen Körper, vielleicht fühlst Du Dich dabei als Akrobat oder Akrobatin.

Komme wieder zurück ins Hier und Jetzt.

Wenn Du so weit bist, komme wieder zum Sitzen zurück.

Vielleicht ist gerade ein Zirkus in Deiner Stadt?

Meditation Trapez

Atme ein paarmal sanft, aber tief in Deinen Bauch ein und aus.

Komme langsam auf Deinem Meditationsplatz an.

Begib Dich in eine für Dich angenehme Position.

Schließe gerne Deine Augen, so kannst Du entstehende Bilder besser visualisieren.

Ich lade Dich nun zu einer Meditation zum geometrischen Körper Trapez ein.

Ein Trapez ist ein Viereck mit zwei parallelen Seiten.

Für turnerische, artistische Schwingübungen ist es eine Holzstange, die an zwei Seilen befestigt ist.
Dies entdeckst Du in der Zirkuswelt bei den Seiltänzern.

Trapez bedeutet auch, dass Verstand und Vernunft im täglichen Leben nicht überbetont werden dürfen, weil sonst Gefühle und Intuitionen zu kurz kommen.

Woran denkst Du, wenn Du das Wort Trapez hörst?

Vielleicht denkst Du wie ich an den Zirkus?

Dann begleite mich in diese Welt.

Eine Welt, mit einer ganz besonderen Atmosphäre.

Du hast Deinen Platz im Zirkuszelt eingenommen.

Der Zirkusdirektor kündigt die nächste Attraktion an.

Es kommen die Trapezkünstler.

In der Manege ist ein großes Netz gespannt.

Es dient zur Sicherheit.

Du warst von den Trapezkünstlern schon immer beeindruckt.

Du spürst die knisternde Spannung im Zuschauerraum.

Alle schauen gespannt nach oben und jeder hofft, dass nichts passiert.

Ein Mann und eine Frau führen die Kunststücke vor.

Sie schwingen von einem zum anderen Ende.

Dabei hängt der Mann nur mit den Beinen am Trapez, damit er die Arme frei hat, um die Frau aufzufangen und zu fassen.

Die Frau vollführt Drehungen und Saltos.

Du kommst aus dem Staunen nicht mehr heraus.

Alle Kunststücke gelingen und das Publikum ist begeistert und applaudiert.

Die Artisten rutschen an einem Seil nach unten und verbeugen sich in der Manage vor ihrem Publikum.

Auch sie freuen sich, dass alles gut geklappt hat.

Verabschiede Dich vom Zirkuserlebnis und komme wieder auf Deinem Platz an.

Bringe wieder Bewegung in Deinen Körper und öffne Deine Augen.

Wenn Du so weit bist, komme wieder zum Sitzen zurück.

Nimm noch ein paar tiefe Atemzüge und vielleicht hast Du Lust,

Dich ein wenig zu bewegen. Es muss ja nicht Bewegung in Form von Akrobatik sein.

Kontakt zur Autorin:

Petra Silberbauer

ps.in.balance@web.de

YouTube Kanal:

Petra Balance

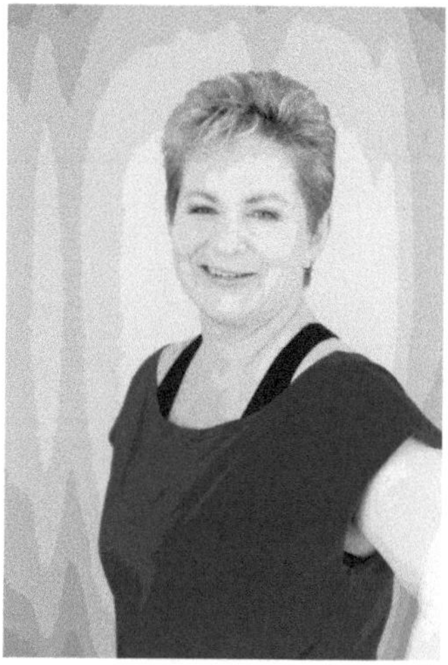

Mein Name ist Petra Silberbauer. Ich bin seit 20 Jahren Trainerin in Sportvereinen und im Fitnessstudio. Nebenbei bin ich Ausbilderin und Referentin für den BTV, BLSV und BVS in München.

In meiner Zeit als Trainerin lag mir das Thema und liegt mir das Thema Entspannung schon immer sehr am Herzen.

In diesem Buch tauchen wir in die Welt der Farben, Formen und Körpern ein. Wir sind neugierig auf ihre möglichen Bedeutungen und wagen einen Blick in die Spiritualität.

Danksagung

Ich möchte mich gerne bei meinem Verlag und bei meiner Familie für die Unterstützung bedanken, die es mir ermöglicht haben, mein neuestes Buch zu schreiben.
Danke bei meinen beiden Korrekturleserinnen Sonja Esser und Michaela Galarus, die mich unterstützen und mir ihre Zeit schenken.